零起点看图学操作系列丛书

零起点看图学头部按摩

主编　刁凤声

编　者（按姓氏笔画排序）

刘　欣　吕　岩　孙立群　孙　莉

朱　峰　吴亚楠　张　彤　李　丹

李　晶　谷春梅　罗　铖

U0224351

中国协和医科大学出版社

图书在版编目（CIP）数据

零起点看图学头部按摩／刁凤声主编. —北京：中国协和医科大学出版社，
2017.9

ISBN 978-7-5679-0559-7

Ⅰ. ①零… Ⅱ. ①刁… Ⅲ. ①头部-按摩疗法（中医）-图解 Ⅳ. ①R244.1-64

中国版本图书馆 CIP 数据核字（2017）第 222892 号

零起点看图学操作系列丛书

零起点看图学头部按摩

主　　编：刁凤声
策划编辑：吴桂梅
责任编辑：林　娜

出版发行：**中国协和医科大学出版社**
　　　　　（北京东单三条九号　邮编 100730　电话 65260431）
网　　址：www.pumcp.com
经　　销：新华书店总店北京发行所
印　　刷：北京朝阳印刷厂有限责任公司

开　　本：710×1000　　1/16 开
印　　张：14.75
字　　数：200 千字
版　　次：2017 年 9 月第 1 版
印　　次：2019 年 9 月第 7 次印刷
定　　价：29.00 元

ISBN 978-7-5679-0559-7

内 容 提 要

中医学认为"头为诸阳之会",对头部进行有效的按摩,能促进人体向健康的方向发展。本书作为面向广大普通群众的医疗保健读物,首先从认识头部按摩开始介绍,重点讲述头部按摩的常用穴位、按摩手法以及内科、外科、妇科、男科、儿科、五官科等各种常见疾病的按摩方法,书的最后还专门加入了头部美容保健的按摩方法。书中内容简单,即使是初学者也能掌握。

本书从实用的角度出发,内容通俗易懂,科学实用;方法简便易行,操作性强。书中通俗的穴位讲解和示范图片,使读者只要按照书中的方法和操作步骤,就能进行实践,做到"从零开始,看图轻松学,一看就会,会了就能用"。

本书适合于一般家庭按摩爱好者,也可供基层医务人员阅读参考。

前　言

当今社会，人们共同关注的话题之一就是健康，有越来越多的人开始寻求提高生活质量的方法，人们对保健知识的渴求越来越强烈，特别是非药物的保健方法，例如按摩等深受广大人民群众的喜爱。因为自然的方法，能够激发人体的自然抗病修复潜能。

中医学认为，"五脏之血，六腑之气，皆上注于头"，这主要是因为头部分布了丰富的经络和穴位，人体的阳经与阳气都交汇于头部，头部与人体脏腑、组织器官在生理上、病理上都密切相关，所以人体内外部的病变都可以在头面部特定区域反映出来。头部是非常容易被邪气侵袭的器官，当人们偶感风寒或长时间紧张过后，都会出现头痛、失眠、疲乏等不适的症状。中医学认为，如果刺激头面相应的穴位或部位，可以治疗相关疾病，促进人体向健康的方向发展。但非专业的大多数读者不知如何操作。我们按照这个思路，将头部按摩以"用图说话"的方式，通过大量的图片配以文字说明逐步介绍操作方法，从实用的角度出发，内容通俗易懂，科学实用，方法简便易行，操作性非常强，读者只要按照书中的方法和操作步骤，就能进行实践，做到"从零开始，看图轻松学，一看就会，会了就能用"。

本书首先从认识头部按摩开始介绍，让读者对头部按摩有基本的了解和认识。在简述头部按摩基本知识的基础上，重点讲述头部按摩的常用穴位、按摩手法以及内科、外科、妇科、男科、儿科、五官科等各种常见疾病的按摩方法。此外，书的最后还专门加入了头部美容保健的按摩方法。书中内容简单，即使是初学者也能掌握。

本书从实用的角度出发，内容通俗易懂，科学实用，方法简便易行，操作性强。书中通俗的穴位讲解和示范图片，使读者只要按照书中的方法和操作步骤，就能进行实践，做到"从零开始，看图轻松学，一看就会，会了就能用"。

本书是一本面向广大普通群众的医疗保健读物，适合于所有按摩爱好者，也可供基层医务人员阅读参考。

由于编者的学识和经验所限，虽尽心尽力，但仍难免存在疏漏或未尽之处，恳请广大读者批评指正。

编者
2017 年 1 月

目　　录

第一章　认识头部按摩

第一节　头部按摩的定义及其重要性

一、头部按摩的定义

头部按摩是运用一定的按摩手法或按摩工具在头面、颈项特定的部位或者穴位进行按摩，以增强调整阴阳、调和气血、调节脏腑的功能，起到扶正祛邪、疏经通络等作用，从而达到防病治病目的的一种治疗方法。

中医学认为：头是"诸阳之会"，五脏六腑精华之血、清阳之气皆上注于头。当头部被外邪侵袭，或完成紧张工作之余，都会出现头痛、疲乏、失眠、嗜睡等诸多症状。因此，古今中外的养生健身方法都极为重视头部的锻炼，而头部按摩是对头进行保健的很好方法。

二、头部按摩的重要性

人体各部分生理功能的正常发挥，依托于头面部的保健。经络通过接受来自体表的刺激，传导至有关的脏腑，疏通气血和调整脏腑功能，以治疗疾病。头为诸阳之会，督脉及三阳经皆上行于头面，阳明经行于颈，太阳经行于项，少阳经行于两侧。

头为精明之府，是精神所居之处，中藏脑髓，而脑为元神之府。同时五官又居于头面，根据中医脏象学说，内在的五脏各与外在的五官九窍相连，而五官九窍则是人体与外界相联系的通道。而且五官九窍通过十二经脉，与人体脏腑、气血密切相关，如《灵枢》："十二经脉，三百六十五络，其血气皆上于面而走空窍。"所以头面五官通过经络与人体脏腑、组织器官在生理、病理上密切相关。因此通过头面颈项部的按摩，可疏通经络、调节神经的兴奋与抑制过程，增强人体代谢，改善和促进局部的血液循环，从而达到养生祛病和延缓衰老的目的。

从具体穴位来看，头脑部的按摩不仅可起到日常保健的作用，还能够各显所能，以达到防病治病的作用。例如：

1. 揉攒竹、按睛明、按揉四白、刮眼眶、揉太阳等可以明目、消除眼部肌肉的疲劳，用于防治近视、目赤肿痛、迎风流泪、白内障等眼部疾患。

2. 推前额、捏眉心、拿风池、按揉百会、拿五经、扫散少阳等可以散风寒、通经络、清神志、止头痛，用于防治头痛、高血压、失眠等疾病。

此外，头部按摩有健脑安神、聪耳明目的作用。按摩还可以改善脑部的血液循环，同时提高大脑的摄氧量，有益于大脑皮质的功能调节。对益智健脑、增强记忆、缓解疲劳、消除紧张和焦虑均可起到一定作用。

第二节　头部按摩的功效及特点

一、头部按摩的功效

一般情况下，当身体某个部位出现不适时，只需采用适当的手法按头部的某个穴位，不适的症状便能得到缓解，这与头部按摩能够改善代谢功能、提高免疫力、调节神经系统是紧密相关的。

1. 改善机体的代谢功能

中医认为，人体在正常的状况下，血液循环畅通，新陈代谢功能正常。但是当人体由于各种原因，包括年老体衰、碰撞挤压、内外寒邪凝滞血脉等，使血液流行缓慢，瘀血停留，会导致一系列疾病的产生。头部按摩之所以能够有神奇的功效，是由于头部分布了丰富的经络和穴位，并与人体脏腑、组织器官在生理、病理上密切相关，因此内脏病变可以在头面部特定区域反映出来。同样，刺激头面相应的穴位或区域也可以达到治疗内脏病症的目的。通过头面部按摩，可疏通经络，调节神经系统的兴奋与抑制，改善血液循环，增强机体的代谢能力，使机体局部的瘀血得以消散，寒邪得以去除，进而达到养生祛病的目的。

2. 提高提高机体的免疫力

免疫力是指机体抵抗外来侵袭、维护体内环境稳定性的一种能力。在人体免疫力不足的情况下，一些疾病就会乘虚而入，相反，体质好，免疫力强，抵抗疾病的能力就相对强一些。按摩之所以能够达到防病治病、强身健体的目的，主要是可以通过按压人体的特定穴位，增强人体的免疫系统功能。例如，按摩头部的上星、百会、玉枕等穴位，可起到防治神经衰弱、头痛、失眠的作用。

3. 调节机体的神经系统

神经是联络人体各部位、各个组织器官的一种组织，它主宰着人体的一切正常活动，也影响着各部位、各器官的功能活动。神经功能失调、兴奋增加或抑制增加等，都可导致神经系统失去平衡，而使人体某一部分或某一个器官的功能产生紊乱而致病，例如，挛缩、瘫痪、感觉减退或消失、疼痛、动作失灵等，均为神经功能失调的病症。

按摩疗法之所以能治病，是因为它具有调节神经功能的作用，它是通过各种手法刺激神经系统引起反射作用。以此调节神经功能并产生各种应答性反应，进而维持兴奋与抑制过程的相对平衡而达到治疗目的。例如，对头痛、失眠的患者，在其相应的部位及穴位进行按摩，失眠症状就可以改善或消失而恢复正常的睡眠。

二、头部按摩的特点

头部按摩主要是通过对人体功能的调节而达到防病治病的目的，是一种非药物疗法，也是一种自然疗法。所以，头部按摩有其广泛的应用价值。头部按摩具有以下的优势特点。

1. 安全有效，无副作用

长期临床实践证明，安全有效是头部按摩的最大优点。这一疗法无需打针吃药，只要手法得当，就无创伤性，无副作用，有病治病，无病可强身，完全符合当今医学界推崇的"无创伤医学"和"自然疗法"的要求。头部按摩可预防和治疗许多疾病，如头痛、牙痛等，往往只需按摩一次，就可手到病除。至于许多慢性疑难杂症，如糖尿病、高血压、失眠等，只要有恒心坚持按摩，也多有奇效。

2. 经济实用，简便直观

目前，我国的经济还不是很发达，许多地区的医疗条件尚不完善，甚至缺医少药，因此，看病难、看病贵的问题，一时还难以解决。学会头部按摩，可以节约医疗开支，节省许多宝贵的时间。头部按摩是一种经济实用的自然疗法。

头部按摩无需任何药物和医疗器械，也不讲究诊治场所。每日利用空余时间，按照书上提供的处方，自我按摩或相互按摩30分钟，就可达到防病治病的目的。在按摩的同时，还可以看书、看电视、谈话等。相对于现行的某些常规诊疗方法来说，头部按摩更简单、更直观、更易行。当然，这并不是说可以完全替代药物或其他治疗方法。

3. 作用部位重要，疗效奇特

大脑皮质是多项活动的高级中枢。以细胞为基本功能单位的电活动在头皮有较明确的定位投影规律。头部经络、穴位分布密集，有8条经脉循行于头面部，分布的经穴也有60多个，可见头部与全身关系极为密切。按摩刺激头部的穴位可直接影响大脑的功能活动，治疗作用部位明确，是对多种脑源性疾病和全身性疾病的有效防治方法，同时也可直接治疗多种头面五官的常见病症。

头部按摩疗法不仅具有易学、易掌握、易操作和见效快的优点，且不受时间、地点、环境、条件的限制。同时，头部按摩疗效奇特，是一种无针、无药、无创伤、无副作用的物理疗法，一种标本兼治的全身治疗方法，特别对一些慢性病症和痛证的治疗，更能够显示出其独特的疗效，深受广大人民的喜爱。

目前，大多数的医疗检查手段和方法，只有当人体不适有明显症状或反应时才能够做出诊断，有时也有误差。而在人们感觉机体稍有不适或者精神不振时，头部穴位反射区或穴位就会有反应。通过对穴位进行观察、触摸、按压等诊断方法，就会发现很多疾病的早期症状，进而达到早期治疗的目的。

第三节　头部按摩的施术要领

一、按摩顺序

头部按摩一般以从头顶到四周、从头前到头后、从中间到两侧为序。值得注意的是，按摩的路线应顺着皮肤、经络、血管的走向，方可促进血液循环；如与经络、皮肤、血流方向相反，则阻塞血液循环的畅通，不仅不能使容光焕发，反而会使皮肤变得粗糙。

二、按摩时间

一般每日早晚各按摩一次。早晨按摩应在洗脸后进行，可避免将皮肤表面的灰尘揉入皮肤。为了防止直接刺激皮肤，可涂以少量的护肤香脂，以保护皮肤，减少摩擦，便于操作。早起按摩，手法须缓慢轻柔，给头肌、血管和经络以轻微的刺激，从而使皮肤充满活力。晚上推拿应以 10 时左右为最佳，因为此时正是皮肤新陈代谢最旺盛之时。晚上按摩，手法应稍重，推拿的范围可广，给头肌以较强的刺激，使松弛下来的皮肤能兴奋、紧张，以面部发热为宜。平时头晕时可随时操作，手法要灵活掌握。

三、按摩力度

按摩力度的大小和疗效有密切的关系，力度太小，达不到有痛感的最小刺激量，则无法达到预期的效果，不能引起适当的反应；力度过大，方法不当，会造成强烈的疼痛和肌肉的损伤、神经的紧张，也可能引起自抑作用或神经麻木，使按摩所产生的神经传输讯号变成无法改变病理反应所发出的紊乱传输讯号，甚至会导致不良后果。

因此，在进行头部按摩时，必须根据个人的忍耐度，由轻到重、慢而有规律地尝试，给人安全而舒适的感觉。需要注意的是，口唇周围手法需轻，尤其青少年和女性，若刺激量过大，会使汗毛旺盛，毛孔扩张，灰尘积存，伤及皮肤。尤其要注意后头项部不可重按或强扳，小儿囟门未闭不可触碰，否则会有生命风险。

四、取穴要少而精

经络是一种立体的网络，贯通于全身，四通八达，因此取穴治疗疾病或是保健，一定要注意治病求本，取穴求精。只要能正确取一或两个穴位即可能疏通全身经络，因此按摩治病不在于取穴的多少，重点在于能够掌握准确、有效的穴位。正确取穴的方法如下：

1. 自然标志法

自然标志法是最常用、最方便、最准确的取穴方法，是利用人体体表解剖学标志来确定穴位位置的方法，可以分为以下两种。

（1）固定标志：指利用人体各部骨节、肌肉形成的突起或凹陷，或毛发、五官、指（趾）甲、乳头、脐窝等相对固定的标志，例如在两眉之间取印堂穴、肚脐正中取神阙穴、鼻子尖端取素髎穴等。

（2）活动标志：指人体各部的关节、肌肉、肌腱、皮肤随人体活动而出现空隙、凹陷、皱纹等，例如曲池穴位于屈肘时肘横纹桡侧端、后溪穴位于握拳时掌横纹尺侧端等。

2. 手指比量法

将以被按摩者手指为标准来定取穴位的方法，称为手指同身寸取穴法。由于手指的长度和宽度与其他部位有一定比例，所以可以用被按摩者本人的手指来测量穴位，术者或根据被按摩者身材做出判断，也可以用自己的手指来测定穴位。

（1）中指同身寸：这是手指比量法中较常用的方法之一。中指弯曲时，中节内侧两端横纹之间距离为1寸。适用于四肢部取穴的直寸和背部取穴的横寸。

（2）拇指同身寸：拇指第一关节的横度为1寸。适用于四肢部取穴的直寸。

（3）横指同身寸：又称"一夫法"。示指、中指、环指和小指并拢，四指宽度为3寸，又称"一夫"。适用于下肢、腹部和背部取穴的横寸。

3. 骨度分寸法

这是我国古人经过长期医疗实践总结出来的非常科学的取穴方法，最早见于《灵枢·骨度》篇。骨度分寸法主要是以人体体表骨节标志测量全身各部的长度和宽度，并且依此尺寸按比例折算作为取穴标准的方法。不论男女老少、高矮胖瘦，均可以按照此标准测量。

4. 简便取穴法

简便取穴法是临床上的一种简便易行的方法，如中指端取"风市"；两手虎口自然交叉取"列缺"等。

在取穴时，可以结合使用以上方法，互相参照，以取准穴位，获得良好效果。

第四节　头部按摩的体位

体位指的是头部按摩时患者或术者所取的姿势。在按摩治疗中，体位选择很重要。一般而言，常见的体位主要有以下几种。

1. 端坐位

正坐，屈膝、屈髋各 90°，双脚分开与肩同宽，双上肢自然下垂或双手置于膝上（图 1-1）。

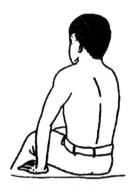

图 1-1　端坐位

2. 仰卧法

去枕或低枕，面部朝上，平卧于床上，双下肢自然伸直或自然屈曲。根据按摩需要可随时调整上下肢的位置（图 1-2）。

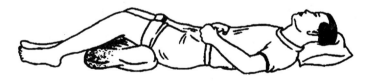

图 1-2　仰卧法

3. 侧卧位

身体一侧在下；双腿自然屈曲，或下侧腿伸直，上侧腿屈曲；下侧上肢屈肩、屈肘各 90°，上侧上肢自然垂直，置于体侧或撑于体前床面（图 1-3）。

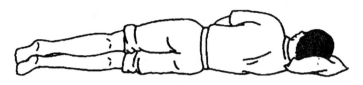

图 1-3　侧卧位

4. 俯卧位

腹部向下，去枕，面部朝下，或头偏向一侧，双下肢自然伸直，上肢置于体侧或屈肘置于面部下方，根据按摩需要，可随时调整上下肢的位置（图 1-4）。

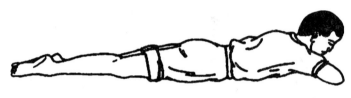

图 1-4　俯卧位

而从按摩者的角度来看，可以采取站立和端坐两种体位：站立位的时候，自然站立，双脚左右分开或双脚前后呈弓步站立。而端坐的时候，则需要采取正坐，屈膝、屈髋各呈 90°，双脚分开与肩同宽。

第五节　头部按摩的适应证、禁忌及注意事项

一、适应证

1. 对慢性胃肠道疾病具有一定的疗效。头部按摩对于消化系统的消化吸收功能具有很好的促进作用。

2. 对于神经官能症（包括下丘脑自主神经功能紊乱、脏器功能紊乱）和各种神经痛有明显疗效。这是因为头部按摩疗法对中枢神经系统兴奋与

抑制平衡有调节作用，对痛觉具有明显的阻断作用。

3. 对于各种炎症，如乳腺炎、淋巴结及淋巴管炎、上呼吸道感染、喘息性支气管炎等具有明显疗效，说明头部按摩可增强机体免疫系统的功能。

4. 对于各种变态反应性疾病，如过敏性哮喘、过敏性鼻炎、过敏性皮炎等，有一定疗效。因为头部按摩对神经内分泌系统的平衡具有较好的调整作用，明显提高了肾上腺皮质功能、产生了类似应用皮质激素（如泼尼松、可的松）的作用。

5. 对于动脉硬化、高血压等有明显疗效，表明头部按摩对血液循环具有很好的促进作用。

总之，头部按摩对生理功能的调节具有重要意义，对各种功能性疾病有明显疗效。对于器质性疾病也有一定的治疗作用，但不应单独使用，可将头部按摩作为一种辅助方法应用。

二、禁忌

1. 头面部按摩禁忌

（1）头面部有疮疖痈肿时，应当暂停头部按摩，待病愈后再进行。

（2）对于有头面部皮肤破溃或皮肤病患者，妨碍按摩施术，包括脓肿、湿疹、风疹、癣、溃疡性皮肤病、烫伤、烧伤等症，要禁用或慎用头部按摩。

（3）对于有头面部开放性损伤的患者，施用血管、神经吻合按摩者应当禁用按摩。

（4）对于对皮肤常有淤斑的血小板减少性紫癜或过敏性紫癜患者、有血液病及出血倾向者禁用头部按摩。

（5）脑血栓、心脏大型手术后、严重高血压等循环系统疾病的患者忌按摩。因按摩会加快血流速度，从而加剧循环系统的负担。

（6）对于有神经分裂症等神经系统病症的患者，忌用按摩疗法。

（7）对于内外科危重患者，如严重心脏病、肝病、肺病患者，急性十二指肠溃疡、急腹症者忌按摩。

（8）体内有金属固定物等按摩后易引起出血，故忌按摩。

（9）对于对有流行性感冒、乙型脑炎、白喉、痢疾及其他急性传染病患者，不宜进行头部按摩。

（10）对于急性炎症患者，如急性化脓性扁桃体炎、肺炎、急性阑尾炎、蜂窝织炎等忌按摩。

（11）对疲劳过度、酗酒后神志不清、饥饿或饭后半小时以内者，应当慎用或忌用按摩。

（12）对于特殊生理期的妇女，如月经期、妊娠期，忌按摩。

（13）脊髓型颈椎病忌头项部按摩。

2. 耳部按摩禁忌

（1）患严重的心脏病者不宜使用，更不宜采用强刺激。

（2）患有严重器质性疾病及伴有严重贫血者不宜耳部强刺激。

（3）外耳患有显著的炎症时不宜进行耳部按摩。

（4）女性妊娠期间，特别是有习惯性流产史的孕妇忌耳部按摩。

（5）年老体弱者、有严重器质性疾病者、高血压患者，治疗前应适当休息，治疗时手法要轻柔，刺激量不宜过大，以防意外。

三、注意事项

无论是治病还是保健，进行头部按摩时均应注意以下事项，以保证按摩的安全和疗效。

1. 室内应当保持清静、整洁、避风，避强光、避免噪声刺激、保持空气新鲜。

2. 对于长期服用激素和极度疲劳者，不宜进行头部按摩。

3. 按摩者的手、指甲应当保持清洁。有皮肤病者，不能给他人按摩，也不能让他人为自己按摩，以防相互传染。

4. 按摩者在按摩每个穴位前，都应当测定一下针刺样的反射痛点，以便有的放矢，在此着力按摩，取得良好的治疗效果。

5. 饭后、酒后、洗澡后、大运动量后，不宜立即进行按摩。

6. 治疗时，应当避开骨骼突起部位，以免损伤骨膜。老人的骨骼变脆，关节僵硬，儿童皮薄肉嫩，在按摩时不可用力过大。

7. 在治疗过程中，患者如有不良反应，应当随时提出，保证治疗的安全可靠。如出现发热、发冷、疲倦等全身不适症状，属正常现象，应当坚持治疗。

8. 在按摩后半小时内，必须喝温开水 500 毫升以上。严重肾脏病患者，喝水不能超过 150 毫升。

9. 被按摩者体位要得当，以按摩部位舒适放松为标准。

10. 按摩者禁止戴戒指和手链。

11. 按摩时应嘱咐被按摩者放松肌肉，取穴要准确，用力应当由轻到重，既柔和均匀且有持久力。

12. 按摩者要修剪指甲，以免损伤皮肤。在冬天应当先将手弄暖和，以免手太凉而引起被按摩者肌肉紧张，感觉不舒服。

13. 使用按摩保健和治疗慢性病，不能急功近利，持之以恒才会起到良好效果。

第二章 头部按摩常用穴位

第一节 头部经络穴位

一、督脉（表2-1）

表2-1 督 脉

穴位名称	取 穴	主治病证	按摩手法	图 示
哑门	正坐低头，项后正中，第1、2颈椎之间，后发际上0.5寸凹陷中取穴	头痛、舌强不语、颈项强急、癫痫、脑性瘫痪（脑瘫）、舌骨肌麻痹；脑膜炎、脊髓炎等病症	拇指端按揉，手法宜轻	
风府	后发际正中直上1寸凹陷中	头痛、发热、眩晕、咽喉肿痛、脑卒中（中风）、失音、癫狂、颈项痛等病症	用中指或拇指由上向下揉按，但按摩时，一定要注意将身体坐直，头稍微向前倾斜，颈部肌肉一定要放松，手法宜轻	
脑户	后发际正中直上2.5寸，风府穴上1.5寸，枕外隆凸的上缘凹陷处	头痛、面赤、目黄、眩晕、颈项痛、失音、癫狂等病症	用手指指腹向下轻轻按揉，做环状运动	

续 表

穴位名称	取 穴	主治病证	按摩手法	图 示
强间	后发际正中直上4寸处	精神分裂、头痛、癫狂、颈部肌肉痉挛等病症	用手指指腹向下按揉，做环状运动	
后顶	强间直上1.5寸	眩晕、头痛、项强、癫狂痫等病症	用手指做环状按揉	
百会	两耳尖连线与头顶正中线交点处	头晕、头痛、中风、脑缺血、高血压、脱肛、低血压、内脏下垂、健忘、耳鸣、鼻炎、烦闷、食欲差等病症	可用手指按压百会穴，也可用两手手指重叠按压	
前顶	前发际正中直上3.5寸，百会穴前1.5寸处	眩晕、头痛、鼻流脓臭涕、癫痫等病症	用手指指腹向下按压，做环状运动	
囟会	前发际正中直上2寸	眩晕、鼻塞、流涕、头痛、癫痫等病症	拇指按揉或推按5~10次，力度以舒适为度	

续　表

穴位名称	取　穴	主治病证	按摩手法	图　示
上星	头部正中线上，入前发际1寸处	头痛、眩晕、目赤肿痛、失眠健忘、迎风流泪、面赤肿、鼻炎、鼻出血、精神分裂症、癫狂症等病症	拇指按揉，力度可适当加重，以患者舒适为度	神庭　上星
神庭	头部正中线上，前发际正中直上0.5寸	头痛、眩晕、失眠、眼疾、惊悸、鼻渊等病症	拇指按揉，力度可适当加重，以患者舒适为度	
素髎	鼻尖正中	鼻出血、鼻塞、流涕、昏迷、咳嗽、惊厥、新生儿窒息等病症	用拇指指甲掐按5~10次。急救时，掐按用力可稍大一些，次数也可多些，直至苏醒方止	素髎
人中	在人中沟的上1/3与中1/3交点处	休克、昏迷及中暑等急救，面神经麻痹、癫痫、精神分裂症、腰痛、急性腰扭伤等病症	拇指或示指尖按于穴位上，先掐后揉5~10次。多用于急救	人中　兑端
兑端	上唇尖端，红唇与皮肤相接处	口眼㖞斜、鼻塞、鼻出血、癫狂、牙龈肿痛等病症	用拇指指甲掐按3~5次	

续 表

穴位名称	取 穴	主治病证	按摩手法	图 示
龈交	上唇系带与牙龈连接处	鼻炎、流鼻涕、牙龈肿痛、癫狂等病症	操作前先洗净双手,然后按揉10～20次,掐5~10次	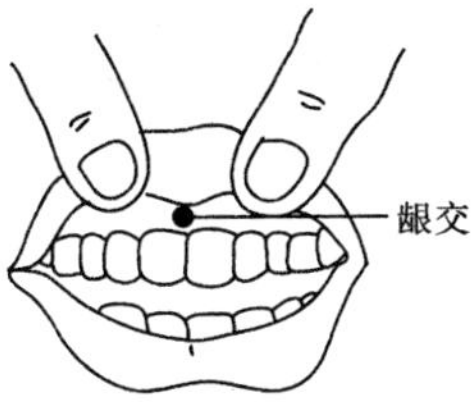 龈交

二、任脉（表2-2）

表2-2 任　脉

穴位名称	取 穴	主治病证	按摩手法	图 示
廉泉	舌骨体上缘中点处	中风、流口水、言语不清、舌下肿痛、突然失音、吞咽困难、声音嘶哑等病症	用拇指指面按揉30～50次,手法轻柔,有酸胀感为佳	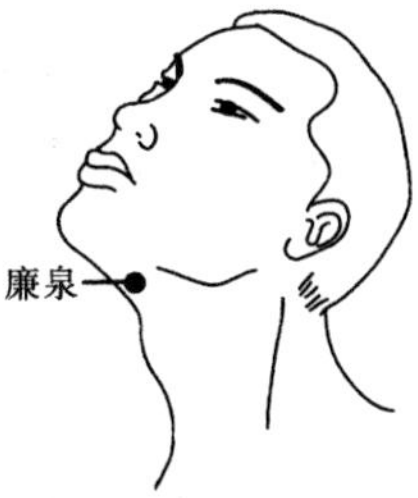 廉泉

续 表

穴位名称	取 穴	主治病证	按摩手法	图 示
承浆	颏唇沟的中点即下唇缘下方正中的凹陷处	面肿、头痛、牙痛、口腔炎、流涎、面神经麻痹等病症	右手拇指尖按于穴位上，向左侧方向揉按15~30次，再用左手向右侧方揉按15~30次，然后两手示、中指并拢，从承浆分别向同侧口角分推至地仓，然后再从地仓沿上唇抹至人中，反复操作数周	

三、手阳明大肠经（表2-3）

表2-3 手阳明大肠经

穴位名称	取 穴	主治病症	按摩手法	图 示
口禾髎	人中旁0.5寸，当鼻孔外缘直下，与人中相平处取穴	鼻塞、流涕、鼻出血、口眼喝斜、张口不便等病症	用手指指腹按揉30~50次	
迎香	鼻翼外缘中点，旁开0.5寸，鼻唇沟中	鼻出血、鼻塞、口眼喝斜、面痒、胆绞痛等病症	用两手手指腹揉按此穴，也可以单手揉按，逐渐用力，不可力度过重。经常按摩此穴位，可提高抗病能力	

四、足阳明胃经（表2-4）

表2-4　足阳明胃经

穴位名称	取穴	主治病证	按摩手法	图示
承泣	目平视，瞳孔直下，当眼球与眶下缘之间	近视、远视、散光、急、慢性结膜炎、色盲、夜盲、青光眼、视神经萎缩、白内障、目赤肿痛、口眼喝斜等病症	用两手手指指腹按压此穴，做环状运动。按摩时间宜短	四白　承泣
四白	目下1寸微陷处，上直对瞳孔	近视、迎风流泪、目赤肿痛、面瘫、头痛、眩晕等病症	用拇指螺纹面沿眼眶下缘从内向外反复推按几次，在眼下缘近中点处，以感觉有强的酸胀感为宜	
巨髎	眼睛平视，瞳孔直下，平鼻翼下缘处	上眼皮跳、面瘫、牙痛、面颊肿痛、鼻出血等病症	用两手手指指腹端按压此穴，做环状运动	巨髎
地仓	口角旁0.4寸，即口角旁开半横指，四白直下	声音嘶哑、失语、面瘫、流涎、牙痛等病症	口闭合，牙齿微咬紧，示指螺纹面按于穴位上，向内揉按21~36次	地仓

续 表

穴位名称	取 穴	主治病证	按摩手法	图 示
大迎	下颌角前1.3寸凹陷中，咬肌附着部前缘，闭口鼓气时即出现一沟形凹陷，于凹陷下端取该穴	面颊肿痛、牙齿肿痛、口眼喎斜、昏迷。经常按压此穴能增加血液循环，去除脂肪，达到瘦脸的效果	用两手手指指腹端按压此穴，做环状运动	
颊车	下颌角前上方1横指，用力咬牙时咬肌隆起处	牙痛、面肿、口眼喎斜、言语不清、面瘫、颊肿等病症	用两手手指指腹端按压此穴，做环状运动。最好左右两手同时操作	
下关	颧弓下缘，下颌骨髁状突之前方，切际之间凹陷中。合口有孔，张口即闭	耳聋、耳鸣、牙痛、张口不利、口眼喎斜等病症	用两手手指指腹端按压此穴，做环状运动	
头维	在头侧部，额角发际上0.5寸，头正中线旁4.5寸处	偏头痛、三叉神经痛、眩晕、目痛、迎风流泪等病症	用两手手指指腹端按压此穴，做环状运动	

五、手太阳小肠经（表 2-5）

表 2-5　手太阳小肠经

穴位名称	取　穴	主治病证	按摩手法	图　示
颧髎	目外眦直下，颧骨下缘凹陷中	口眼㖞斜、牙痛、颊肿等病症	用两手手指指腹端按压此穴，但要有一定方向的操作，可由上而下，或者由下而上	颧髎　听宫
听宫	耳屏前，下颌骨髁状突的后缘，张口呈凹陷处	耳鸣、耳聋、牙痛、视力障碍、癫狂等病症	用两手手指指腹端按压此穴，每次按揉 2 分钟左右	

六、足太阳膀胱经（表 2-6）

表 2-6　足太阳膀胱经

穴位名称	取　穴	主治病证	按摩手法	图　示
睛明	仰卧，闭目，眼内眦的上方 0.1 寸处取穴	近视、远视、目眩、夜盲、色盲、视神经萎缩、急、慢性结膜炎、流泪、目赤肿痛等病症	用拇指端按揉此穴，可以缓解眼睛疲劳，此穴是预防和治疗眼部疾病的主要穴位，为眼部日常保健常用穴	眉冲　攒竹　睛明
攒竹	眉毛内侧端，眶上切迹处	头痛、近视、流泪、急性结膜炎、目眩、眉棱骨痛、眼睑下垂等病症	两手示指或中指螺纹面按于穴位上，向内揉按30~50次	
眉冲	攒竹穴直上，入发际 0.5 寸处	眩晕、头痛、鼻塞、癫痫等病症	用拇指端按揉50~100次，或用中指指端叩击30~50次	

续 表

穴位名称	取 穴	主治病证	按摩手法	图 示
曲差	神庭旁边 1.5 寸，当神庭与头维连线的内 1/3 与外 2/3 交界处	鼻塞、鼻出血、头痛、视物模糊等病症	用拇指指端按揉 50～100 次，或者用中指指端叩击 30～50 次	
五处	曲差上 0.5 寸，距头部正中线 1.5 寸	目眩、头痛、癫痫等病症	用拇指指端按揉 50～100 次，或者用中指指端叩击 30～50 次	
承光	五处后 1.5 寸，距头部正中线 1.5 寸	鼻塞、目眩、头痛等病症	用拇指指端按揉 50～100 次，或用中指指端叩击 30~50 次	
通天	前发际正中向上 4 寸，旁开 1.5 寸处	头痛、眩晕、鼻塞、鼻出血、鼻流稠涕等病症	用拇指指端按揉 50～100 次，或用中指指端叩击 30~50 次	
络却	通天后 1.5 寸，距头部正中线 1.5 寸	头晕、视物模糊、耳鸣、癫狂等病症	用拇指指端按揉 50～100 次，或用中指指端叩击 30~50 次	
玉枕	后发际直上 2.5 寸，旁开 1.3 寸	头项疼痛、目痛、鼻塞等病症	用拇指螺纹面按揉 30～50 次	
天柱	后发际正中旁开 1.3 寸，当斜方肌外缘之后发际凹陷中	后头痛、颈项转侧不利、项肌强痛、咽喉痛、鼻塞、咽肿、目疾、神经衰弱等病症	两手中指各按于同侧穴位，向内揉按 30～50 次	

七、手少阳三焦经（表2-7）

表2-7　手少阳三焦经

穴位名称	取　穴	主治病证	按摩手法	图　示
翳风	乳突前下方，平耳垂后下缘的凹陷中	耳聋、耳鸣、中耳炎、面神经麻痹、颞颌关节炎、齿痛、颊肿等病症	用手指指腹端点按，按压时力度适中，以患者感觉到酸麻胀痛为宜	
瘛脉	乳突中央、当翳风与角孙沿耳轮连线下1/3与上2/3交界处	耳聋、耳鸣、偏头痛、小儿惊风等病症	用中指指端按揉30~50次，用拇指指甲掐按5~10次，或弹击10~30次	
颅息	耳后，当翳风与角孙耳轮连线的上1/3与下2/3交界处	耳聋、耳鸣、小儿惊风、偏头痛等病症	用中指指端按揉30~50次，用拇指指甲掐5~10次，或弹击10~30次	
角孙	耳郭对折，耳尖所到处	牙痛、视物模糊、颊肿、颈项强痛等病症	用两手手指指腹端点压、按揉此穴，经常按摩此穴可缓解精神压力，降低脑血管病的发病率，为老年人日常保健常用穴	

续 表

穴位名称	取 穴	主治病证	按摩手法	图 示
耳门	耳屏上切际前，下颌骨髁状突后缘凹陷中	耳鸣、耳聋、牙痛、面瘫、三叉神经痛等病症	用两手手指指腹端按揉、点压此穴	
耳和髎	鬓后发缘，平耳郭根前，当颞浅动脉后缘	头痛、耳鸣、牙关紧闭、口喝、鼻塞、牙痛等病症	用拇指指端按揉50~100次	
丝竹空	眉梢骨的凹陷中	头痛、目赤肿痛、近视、斜视、青光眼、齿痛、癫痫等病症	用拇指或中指指端按揉50~100次	

八、足少阳胆经（表2-8)

表2-8　足少阳胆经

穴位名称	取 穴	主治病证	按摩手法	图 示
瞳子髎	目外眦旁0.5寸，眶骨外缘凹陷中	头痛、目赤肿痛、迎风流泪、视物模糊、青光眼、近视、斜视等病症	用两手手指指腹点揉此穴，力度不可过重	

续　表

穴位名称	取　穴	主治病证	按摩手法	图　示
听会	耳屏间切际前，下颌骨髁状突的后缘，张口有孔	耳鸣、耳聋、牙痛、口渴、面痛、烦躁等病症	张口位，用拇指或中指指端按揉 50 ~ 100 次	
上关	在耳前，下关正上方，颧弓上缘凹陷处	耳聋、耳鸣、偏头痛、牙痛、三叉神经痛、口㖞眼斜、面瘫等病症	用手指指腹端按压、按揉此穴，做环状运动，逐渐用力，以局部有酸胀感为佳	
颔厌	头维至曲鬓弧形线的上 1/4 与下 3/4 交界处	牙痛、目眩、偏头痛、耳鸣、癫痫等病症	用手指指腹按揉此穴，做环状运动，力度逐渐加强	
悬颅	头维至曲鬓弧形线的中点	牙痛、偏头痛、头晕、目赤肿痛等病症	用拇指指端按揉30~50次	
悬厘	头维至曲鬓弧形线的下 1/4 与上 3/4 交界处	耳鸣、眩晕、偏头痛、目赤肿痛等病症	用拇指指端按揉30~50次	
曲鬓	耳前鬓角发际后缘的垂线与耳尖水平线交点处	牙痛、头痛、暴音、牙关紧闭等病症	用手指指腹端按揉此穴，逐渐用力做环状运动	

续 表

穴位名称	取 穴	主治病证	按摩手法	图 示
率谷	耳尖直上，入发际 1.5 寸处	烦躁、失眠、眩晕、高血压、偏头痛、小儿惊风、急性腰扭伤等病症	用拇指指端，或用拇指桡侧缘前后推擦 30~50 次	
天冲	耳根后缘直上，入发际 2 寸	头痛、癫痫、牙龈肿痛等病症	用拇指指端按揉 30~50 次	
浮白	耳根上缘向后入发际横量 1 寸	头痛、耳鸣、耳聋、目痛、甲状腺肿大等病症	用拇指指端按揉 30~50 次	
头窍阴	浮白直下，乳突根部	耳聋、耳鸣、头痛等病症	用拇指指端按揉 30~50 次	
完骨	乳突后下方凹陷中	头痛、颈项强痛、牙痛、口㖞、癫痫、疟疾等病症	两手五指张开置于脑后部，用手指按压此处	
风池	在后项部枕骨下方，平风府穴，胸锁乳突肌与斜方肌上端之间的凹陷处	头项强痛、流行性感冒、脑部疾患、目疾、鼻疾、耳鸣、头痛、眩晕、失眠、中风不语、腰背痛等病症	两手拇指分别按于同侧风池，其余手指附于头上后侧，适度由轻而重地向外按揉 30~50 次，或用两手中指分别按揉同侧穴位	

续 表

穴位名称	取 穴	主治病证	按摩手法	图 示
本神	在额角入发际0.5寸处	目眩、头痛、偏瘫、颈项强痛、癫痫等病症	用两手手指指腹端按揉此穴，做环状运动	
阳白	眼睛平视，瞳孔直上，眉上1寸处	头痛、眩晕、口眼歪斜、近视、夜盲、视物模糊、目痛、眼睑下垂、迎风流泪等病症	用拇指螺纹面或中指指端按揉50~100次	
头临泣	瞳孔正上方入前发际0.5寸，神庭与头维连线的中点处	鼻塞、目眩、头痛、流泪、小儿惊风、癫痫等病症	用两手手指指腹端按压此穴，做环状运动	
目窗	头临泣后1寸	鼻塞、头痛、青光眼、颜面浮肿、目赤肿痛、癫痫等病症	用拇指指端按揉30~50次	
正营	头临泣后2寸	牙痛、面瘫、目眩、头痛等病症	用拇指指端按揉30~50次	
承灵	头临泣后3.5寸，即正营后1.5寸	鼻塞、鼻出血、头痛、目痛、眩晕等病症	用拇指指端按揉30~50次	
脑空	风池直上1.5寸	眩晕、颈项强痛、头痛等病症	用拇指指端按揉30~50次	

第二节　头部经外奇穴

头部经外奇穴的位置及功能见表2-9。

表2-9　头部经外奇穴

穴位名称	取　穴	主治病证	按摩手法	图　　示
四神聪	百会穴前后左右各1寸，共4穴	头痛、眩晕、失眠、健忘、脑瘫等病症；现代常用于治疗神经性头痛、心脑血管病、高血压、神经衰弱、精神病、小儿多动症、大脑发育不全等	双手指腹分别置于4穴上进行按压	
太阳	在眉梢与外眼角连线中点外开1寸的凹陷中	眼疾、眩晕、头痛、失眠、神经衰弱等病症	用手指做顺时针或逆时针方向按揉，力度逐渐加强，以患者舒适为度	
印堂	两眉头连线的中点	头痛、眩晕、鼻出血、鼻渊、小儿惊风、失眠、烦躁、眼病等病症	用两手手指指腹端按压此穴，做环状运动	

续　表

穴位名称	取　穴	主治病证	按摩手法	图　　示
鼻通	鼻唇沟上端尽处	鼻炎、鼻出血、流涕、鼻塞不通等病症	用拇指指端按揉30~60次	
牵正	耳垂前1寸凹陷处	口舌生疮、腮腺炎、口㖞、牙痛、面部神经麻痹等病症	用拇指或中指指端按揉50~100次	
新设	后发际下1寸，斜方肌外缘处即是此穴	颈痛，落枕	用拇指指端掐5~10次，或按揉50~100次	
鱼腰	眉毛正中	急性结膜炎、眼肌麻痹、面神经麻痹、眶上神经痛、近视等病症	双手拇指附于下关穴，中指按于鱼腰，反复揉按26~36次	
安眠	翳风与风池连线之中点	失眠、头痛、眩晕、心悸、癔症、精神病等病症	双手中指同时揉按同侧安眠36~66次	

续 表

穴位名称	取 穴	主治病证	按摩手法	图 示
翳明	耳后，乳突下凹陷中	失眠、耳鸣、耳聋、眼疾等病症	两手示指或中指分别按于同侧穴位，向后揉按21~36次	
桥弓	耳后翳风至锁骨上窝成一直线	头晕、头痛、高血压等病症	用拇指螺纹面从上向下直推10~20遍。推桥弓只能单侧交替进行，不可两侧同时进行	
耳尖	耳轮上尖端	耳聋、耳鸣、眼疾等病症	用拇指指端按揉30~50次	
夹承浆	承浆（任脉）旁开1寸	牙龈肿痛、口喝、流涎等病症	用拇指指端按揉30~50次，拇指指甲掐按5~10次	
百劳	后发际下1寸，后正中线旁开1寸处	枕神经痛、咳嗽、颈椎病、斜方肌劳损、小儿肌性斜颈、头痛、面瘫、三叉神经痛、中风后遗症、上肢麻木、腰腿痛等病症	用拇指和示、中指螺纹面相对用力拿捏10~20次，或用拇指指端或螺纹面按揉10~30次	

续　表

穴位名称	取　穴	主治病证	按摩手法	图　示
风岩	胸锁乳突肌后缘，耳垂与后发际正中点连线的中点之前 0.5 厘米处	小儿惊风、癫痫、精神疾病、失眠、头痛、眩晕、神经衰弱、高血压、颈椎病、落枕、三叉神经痛、面瘫等病症	用拇指指端按揉 30~50 次	
泽田	后发际上 2 寸，直对项部肌肉隆起外缘的凹陷处，风池穴上约 1 寸	头痛、腰腿痛、下肢瘫痪、口眼㖞斜、上肢疼痛、颈椎病等病症	用拇指指端按揉 30~50 次	插花 泽田 耳环 风岩
耳环	耳垂的正中央	呕吐、醉酒等病症	用拇指和示指夹持耳垂相对用力掐按 10~30 次	
插花	头维后 1 寸	鼻炎、鼻塞、偏头痛、痤疮、功能性子宫出血、盆腔炎、带下等病症	用拇指指端按揉 30~50 次	

第三节　面　穴

　　面穴为面部特定的穴位，可治疗多种全身性疾病。它是后人在《黄帝内经》五脏理论指导下创立和发展起来的。面穴包括额、鼻及上唇正中 7 个单穴及其鼻、眼、口旁、颧部和颊部等 17 对双穴（图 2-1，表 2-10）。

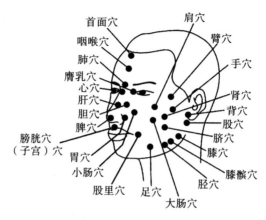

图 2-1 面部穴位图

表 2-10 面穴位置及功能

穴位名称	取 穴	主治病证	按摩手法	图 示
首面穴	位于额正中点	鼻炎、牙痛、眼病、健忘、神经衰弱、失眠、头痛、头晕、面瘫等病症	用拇指或示指螺纹面按揉30~50次	
咽喉穴	位于首面穴与肺穴连线的中点	声音嘶哑、咽炎、咽喉肿痛、扁桃体炎等病症	用拇指指端按揉30~50次	
肺穴	位于两眉内端连线的中点	便秘、感冒、咳嗽、支气管炎等病症	用拇指指端按揉30~50次	

续　表

穴位名称	取　穴	主治病证	按摩手法	图　示
膺乳穴	位于心穴与内眼角的中点	乳少、胸闷等病症	用拇指螺纹面按揉30~50次	
心穴	位于鼻脊梁骨最低处，两眼目内眦连线的中点	失眠、健忘、烦躁、心悸等病症	按揉30~50次	
肝穴	位于心穴下鼻骨下缘接鼻软骨处	头晕、烦躁、焦虑、高血压等病症	按揉30~50次	
胆穴	位于肝穴两侧，内眼角直下，鼻脊下缘处	恶心、呕吐、烦躁等病症	按揉30~60次	
脾穴（素髎）	位于鼻尖端处	消化不良、腹痛、腹胀、精神不振、体虚等病症	用拇指螺纹面按揉50~100次	
膀胱穴（子宫穴）	位于人中沟中点	月经不调、痛经、阳痿、早泄、遗精等病症	按揉30~50次	
胃穴	位于脾穴两侧，鼻翼的中央	胃痛、胃胀、泛酸、消化不良等病症	用拇指指端按揉30~60次	
小肠穴	位于胆穴、胃穴连线中点的外方	泄泻、便秘等病症	按揉30~50次	
大肠穴	位于目外眦直下方，颧骨下缘处	便秘、腹痛、腹泻等病症	按揉30~50次	
肩穴	位于目外眦直下方，胆穴外方	肩臂疼痛、伸屈不利等病症	用拇指螺纹面按摩30~50次	
股里穴	近地仓穴，口角旁0.5寸，上下唇吻合处	股内侧痛等病症	用拇指按揉30~50次	

续　表

穴位名称	取　穴	主治病证	按摩手法	图　　示
足穴	位于胫穴前方，目外眦直下，下颌骨上缘处	足部肿痛等病症	按揉30~50次	
肾穴	位于鼻翼水平线与太阳穴直下垂线相交处	月经不调、尿痛、尿少、腰痛等病症	用拇指或示指螺纹面按揉50~100次	
臂穴	位于肩穴之后方与下关穴直上交叉点	肩臂肿痛等病症	按揉或点按30~60次	
手穴	位于臂穴之下方，颧骨弓下缘处	手肿痛等病症	按揉50~100次	
背穴	位于颊部中央外后方1寸处	腰背疼痛等病症	按揉30~50次	
脐穴	位于肾穴下0.3寸	腹胀、腹泻、腹痛、便秘等病症	按揉30~50次	
股穴	位于耳垂与下颌角连线中上1/3交界处	大腿扭伤等病症	用拇指或示指指端按揉30~50次	
膝穴	位于耳垂与下颌角连线中下1/3交界处	膝肿痛等病症	用拇指按揉30~50次	
膝髌穴	位于下颌角上方凹陷处	膝关节损伤等病症	按揉30~50次	
胫穴	位于下颌角前方，下颌骨上缘	踝关节扭伤、腓肠肌痉挛等病症	用拇指或示指指端按揉30~50次	

第四节 头面部反射区

一、头前面反射区（表2-11）

表2-11 头前面反射区

穴位名称	取 穴	主治病证	按摩手法	图 示
胃区	从瞳孔直上的发际处为起点，向上引平行于前后正中线2厘米长的直线	胃痛及上腹部不适	用手法推揉点按，从前向后为补，从后向前为泻；离心方向操作为泻，向心方向操作为补；呼气操作时为泻，吸气操作时为补	前后正中线 胃区
胸腔区	从胃区与前后正中线之间中点的发际处向上下各引2厘米长的平行于前后正中线的直线	胸痛、胸闷、支气管炎、心悸、冠心病、哮喘、呃逆等	用手法推揉点按，从前向后为补，从后向前为泻；离心方向操作为泻，向心方向操作为补；呼气操作时为泻，吸气操作时为补	前后正中线 胸腔区 生殖区
生殖区	从额角处向上引平行于前后正中线的2厘米直线	盆腔炎、子宫脱垂、功能性子宫出血、阳痿、遗精	用手法推揉点按，从前向后为补，从后向前为泻；离心方向操作为泻，向心方向操作为补；呼气操作时为泻，吸气操作时为补	

续　表

穴位名称	取　穴	主治病证	按摩手法	图　示
肝胆区	从胃区下端开始，往下引2厘米平行于前后正中线的直线	肝胆病引起的右上腹部疼痛等	用手法推揉点按，从前向后为补，从后向前为泻，离心方向操作为泻，向心方向操作为补；呼气操作时为泻，吸气操作时为补	
肠区	从生殖区下端开始，向下引2厘米且平行于前后正中线的直线	下腹部疼痛等症	用手法推揉点按，从前向后为补，从后向前为泻；离心方向操作为泻，向心方向操作为补；呼气操作时为泻，吸气操作时为补	前后正中线　肠区　肝胆区　安神区　鼻咽口舌区
安神区	眉间（印堂）向上引2厘米长的直线	焦虑、失眠、烦躁、神经衰弱等症	用手法推揉点按，从前向后为补，从后向前为泻；离心方向操作为泻，向心方向操作为补；呼气操作时为泻，吸气操作时为补	
鼻咽口舌区	前后正中线上，前发际上下各引2厘米长的直线	鼻炎、气管炎、咽炎、感冒等症	用手法推揉点按，从前向后为补，从后向前为泻；离心方向操作为泻，向心方向操作为补；呼气操作时为泻，吸气操作时为补	

穴位名称	取　穴	主治病证	按摩手法	图　示
次鼻咽口舌区	鼻咽口舌区下2厘米	眩晕伴有恶心、呕吐、食欲差（除了器质性病变以外）	用手法推揉点按，从前向后为补，从后向前为泻；离心方向操作为泻，向心方向操作为补；呼气操作时为泻，吸气操作时为补	
精神情感区	血管舒缩区与胸腔区之间，平行正中线，左右旁开2厘米	精神情感障碍等	用手法推揉点按，从前向后为补，从后向前为泻，离心方向操作为泻，向心方向操作为补，呼气操作时为泻，吸气操作时为补	
制癫区	胸腔区向上引4厘米长的直线（即精神情感区）	精神障碍、癫痫小发作	用手法推揉点按，从前向后为补，从后向前为泻；离心方向操作为泻，向心方向操作为补；呼气操作时为泻，吸气操作时为补	
眼球协同运动中枢	前额入发际2厘米，正中线旁开2厘米	眼肌麻痹、斜视、近视等	用手法推揉点按，从前向后为补，从后向前为泻；离心方向操作为泻，向心方向操作为补；呼气操作时为泻，吸气操作时为补	

续 表

穴位名称	取 穴	主治病证	按摩手法	图 示
头三角区	目内眦直上发际处，以此两点间的长度，从发际正中向上量冠矢点前2~3厘米呈一等边三角形，曰头三角	失眠等	用手法推揉点按，从前向后为补，从后向前为泻；离心方向操作为泻，向心方向操作为补；呼气操作时为泻，吸气操作时为补	

二、头后面反射区（表 2-12）

表 2-12　头后面反射区

穴位名称	取 穴	主治病证	按摩手法	图 示
视区	从枕外粗隆顶端旁开1厘米处，向上引平行于前后正中线的4厘米长的直线	皮质性视力障碍	用手法推揉点按，从前向后为补，从后向前为泻；离心方向操作为泻，向心方向操作为补；呼气操作时为泻，吸气操作时为补	
平衡区	从枕外粗隆顶端旁开3.5厘米处，向下引平行于前后正中线的4厘米长的直线，相当于小脑半球在头皮上的投影	小脑性平衡障碍	用手法推揉点按，从前向后为补，从后向前为泻；离心方向操作为泻，向心方向操作为补；呼气操作时为泻，吸气操作时为补	

续 表

穴位名称	取 穴	主治病证	按摩手法	图 示
腰区	枕骨粗隆上4厘米，视区旁开1.5厘米	腰痛、慢性腰肌劳损、急性腰扭伤、腰椎间盘突出症等	用手法推揉点按，从前向后为补，从后向前为泻，离心方向操作为泻，向心方向操作为补，呼气操作时为泻，吸气操作时为补	
制狂区	从枕外粗隆（相当于脑空穴处）取与后正中线呈350°角向下引一直线至哑门穴水平，左右各一	癫狂、精神情感障碍等	用手法推揉点按，从前向后为补，从后向前为泻，离心方向操作为泻，向心方向操作为补，呼气操作时为泻，吸气操作时为补	
锥体区	第2颈椎棘突向上1.5厘米，左右各旁开1厘米，向下引3厘米长的直线	运动功能障碍，对运动功能改善缓慢者更好	用手法推揉点按，从前向后为补，从后向前为泻，离心方向操作为泻，向心方向操作为补，呼气操作时为泻，吸气操作时为补	
安宁区	第2颈椎棘突旁开2厘米处	烦躁不安、神经衰弱、失眠、焦虑、更年期综合征等	用手法推揉点按，从前向后为补，从后向前为泻；离心方向操作为泻，向心方向操作为补；呼气操作时为泻，吸气操作时为补	哑区 哑区 安宁区 锥体区

续　表

穴位名称	取　穴	主治病证	按摩手法	图　示
哑区	风池上0.4寸	假性球麻痹	用手法推揉点按，从前向后为补，从后向前为泻；离心方向操作为泻，向心方向操作为补；呼气操作时为泻，吸气操作时为补	

三、头顶面反射区（表2-13）

表2-13　头顶面反射区

穴位名称	取　穴	主治病证	按摩手法	图　示
清醒区	在正中线入发际2～4厘米处，从正中线向两侧各引一垂直于正中线、长度为1～3厘米的直线	中暑、昏迷、晕厥等	用手法推揉点按，从前向后为补，从后向前为泻；离心方向操作为泻，向心方向操作为补；呼气操作时为泻，吸气操作时为补	
失算区	感觉区上点向后3厘米，与前后正中线呈60°角，向后外5厘米	运算障碍	用手法推揉点按，从前向后为补，从后向前为泻；离心方向操作为泻，向心方向操作为补；呼气操作时为泻，吸气操作时为补	

穴位名称	取　穴	主治病证	按摩手法	图　　示
强壮区	从百会沿前后正中线，向前后各引3厘米长的直线	神经衰弱、身体虚弱等	用手法推揉点按，从前向后为补，从后向前为泻；离心方向操作为泻，向心方向操作为补；呼气操作时为泻，吸气操作时为补	
通顶区	正中线上，上星穴与百会穴之间的连线	各类痛症	用手法推揉点按，从前向后为补，从后向前为泻；离心方向操作为泻，向心方向操作为补；呼气操作时为泻，吸气操作时为补	
通顶旁区	五处穴至通天穴的连线	各类痛症	用手法推揉点按，从前向后为补，从后向前为泻；离心方向操作为泻，向心方向操作为补；呼气操作时为泻，吸气操作时为补	
足运感区	在前后正中线的中点旁开左右各1厘米，向后引平行于正中线的3厘米长的直线	对侧下肢瘫痪、疼痛、麻木、皮质性尿频、多尿或排尿困难、脱肛、子宫脱垂	用手法推揉点按，从前向后为补，从后向前为泻；离心方向操作为泻，向心方向操作为补；呼气操作时为泻，吸气操作时为补	

四、头侧面反射区（表2-14）

表2-14　头侧面反射区

穴位名称	取　穴	主治病证	按摩手法	图　示
运动区	上点在前后正中线中点后0.5厘米，下点在眉枕线和鬓角前缘相交处。上下两点的连线即是运动区，相当于大脑皮质中央前回在头皮上的投影	对侧肢体运动功能障碍。该区上1/5主治下肢瘫痪；中2/5主治上肢瘫痪；下2/5主治面瘫，运动性失语、流涎、发音障碍等	用手法推揉点按，从前向后为补，从后向前为泻；离心方向操作为泻，向心方向操作为补；呼气操作时为泻，吸气操作时为补	前后正中线中点／向后移0.5厘米为运动区上点／眉枕线与眼角前缘交点
感觉区	在运动区后，自运动区向后移1.5厘米的平行线即为感觉区。相当于大脑皮质中央后回在头上的投影	对侧肢体感觉障碍。该区上1/5主治腰腿痛、麻木、感觉异常、颈项痛、后头痛；中2/5主治上肢痛、麻木、感觉异常；下2/5主治面部疼痛、偏头痛、麻木、颞颌关节炎	用手法推揉点按，从前向后为补，从后向前为泻；离心方向操作为泻，向心方向操作为补；呼气操作时为泻，吸气操作时为补	舞蹈震颤控制区　感觉区
舞蹈震颤控制区	在运动区前，自运动区前移1.5厘米的平行线	舞蹈病、帕金森病	用手法推揉点按，从前向后为补，从后向前为泻；离心方向操作为泻，向心方向操作为补；呼气操作时为泻，吸气操作时为补	

续　表

穴位名称	取　穴	主治病证	按摩手法	图　示
血管舒缩区	在舞蹈震颤控制区前，自该区向前移1.5厘米平行线	皮质性水肿、高血压	用手法推揉点按，从前向后为补，从后向前为泻；离心方向操作为泻，向心方向操作为补；呼气操作时为泻，吸气操作时为补	血管舒缩区
晕听区	从耳尖直上1.5厘米处，向前及向后各引2厘米的水平线，共4厘米	眩晕、耳鸣、听力减退	用手法推揉点按，从前向后为补，从后向前为泻；离心方向操作为泻，向心方向操作为补；呼气操作时为泻，吸气操作时为补	
语言二区	以顶骨结节后下方2厘米处引一平行于前后正中线的直线，向下取3厘米长直线，相当于顶叶的角回部	命名性失语	用手法推揉点按，从前向后为补，从后向前为泻；离心方向操作为泻，向心方向操作为补；呼气操作时为泻，吸气操作时为补	运用区 语言二区 晕听区 语言三区
语言三区	自晕听区中点向后引4厘米长的水平线	感觉性失语	用手法推揉点按，从前向后为补，从后向前为泻；离心方向操作为泻，向心方向操作为补；呼气操作时为泻，吸气操作时为补	

续　表

穴位名称	取　穴	主治病证	按摩手法	图　　示
运用区	从顶骨结节起分别引一垂直线和与该线夹角呈40°的前后两线，长度均为3厘米	失用症	用手法推揉点按，从前向后为补，从后向前为泻；离心方向操作为泻，向心方向操作为补；呼气操作时为泻，吸气操作时为补	
手指加强区	顶颞前斜线中2/5（上肢运动区）下段，双侧旁开 1 ~ 1.5 寸处	上肢运动功能障碍等	用手法推揉点按，从前向后为补，从后向前为泻；离心方向操作为泻，向心方向操作为补；呼气操作时为泻，吸气操作时为补	

第五节　常用耳部穴位及反射区

一、耳穴的定义及分布规律

1. 耳穴的定义及作用

耳穴是指分布在耳郭上的穴位，也是人体各部分的生理和病理在耳郭上的反应点。用针刺或者在穴位上放米粒或王不留行子，再贴上一张 0.5 厘米×0.5 厘米的胶布或伤湿止痛膏，并且经常按摩，就能起到防治疾病和调理机体的良好治疗效果。

2. 耳穴的分布规律

耳穴在耳郭的分布有一定的规律，与身体各部相对应的反射区在耳郭的分布像一个倒置的胎儿。大致规律如下：

（1）与面部相应的耳穴在耳垂。

（2）与上肢相应的耳穴在耳舟。

（3）与躯干相应的耳穴在对耳轮体部。

（4）与下肢和臀部相应的耳穴在对耳轮上、下脚。

（5）耳轮脚相当于横膈。

（6）耳轮脚周围自下而上分布着消化道的耳穴。

（7）与胸部相应的耳穴在耳甲腔。

（8）与腹部相应的耳穴在耳甲艇。

（9）三角窝相当于盆腔，主要包括与男女生殖器官相应的耳穴。

（10）对耳屏相当于头和脑。

（11）耳屏相当于肾上腺。

（12）屏间切迹相当于腺体分泌系统。

（13）耳郭背部有五脏穴分布。

二、耳穴按摩选穴原则

1. 按病变的相应部位选穴

例如胃病选胃穴、肩关节周围炎选肩穴、阑尾炎选阑尾穴等，这样以相应部位为主取穴，再配以其他穴位协同刺激，可以起到防治疾病的作用。

2. 按中医理论选穴

例如耳鸣选肾穴，因"肾开窍于耳"；目疾选肝穴，因"肝开窍于目"；失眠选心穴，因"心主神"；皮肤病选肺穴，因"肺主皮毛"等。

3. 按现代医学知识选穴

例如高血压选降压沟；心律失常选心穴；月经不调选子宫穴；消化道溃疡，因与精神因素有关，因此选皮质下、交感两穴等。

4. 依穴位功能取穴

耳部穴位都具有其功能主治，故可根据穴位功能取穴。例如神门是止痛要穴，疼痛疾患除取相应部位外，可取神门；枕是止晕要穴，头晕可取枕；耳尖放血有解热、降压、镇静、抗过敏、清脑明目的作用，因此健忘、发热、高血压、过敏性疾患可用耳尖放血法等。

5. 根据临床经验取穴

在耳部按摩的临床实践中，发现了许多经验效穴，可以适当应用，以提高耳部按摩治疗效果。如在治疗肝炎、肝炎后综合征、胃肠功能紊乱等疾病时，可以选择疏肝健脾、理气消胀的穴位，例如肝、脾、三焦、艇中、皮质下等；又如肝胃不和，又伴失眠多梦者，因中医有"胃不和则卧不安"的理论，因此选穴应以疏肝和胃为主等。

三、耳穴按摩常用穴位及反射区（图2-2、表2-15）

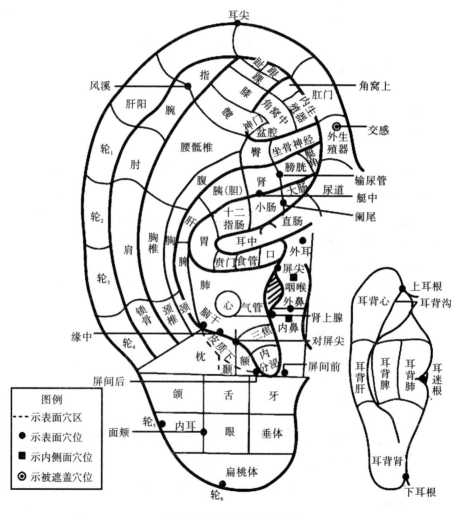

图2-2　耳部常用穴位简图

表2-15 常用耳穴位置及功能

穴位名称	取穴	主治病症	按摩手法	图示
神门	三角窝的外1/3处	睑腺炎（麦粒肿）、妊娠性呕吐、急性腰扭伤、小儿高热惊厥、戒断综合征等病症	棒推5分钟，频率为每分钟120次，力度轻重兼使，以柔和为佳	
肾上腺	在耳屏游离缘下部尖端	低血压、风湿性关节炎、腮腺炎、中毒性眩晕等病症	棒推5分钟，频率为每分钟120次，力度以轻柔为佳	
耳尖	将耳轮向耳屏对折时，耳轮上面的尖端处	发热、高血压、目赤肿痛、睑腺炎（麦粒肿）等病症	扯6分钟，频率为每分钟90次，力度以轻柔为佳	
脾	在耳甲腔的后上方	消化不良、肌萎缩、血液病、崩漏、脱肛、病后体弱、内脏下垂、重症肌无力、腹泻	棒推5分钟，频率为每分钟90次，力度适中	
肝	在耳甲艇的后下方	肝郁胁痛、高血压、青光眼、经前综合征、更年期综合征等病症	棒按肝穴2分钟，频率为每分钟60次，力度以轻柔为佳	
内分泌	在屏间切迹内耳甲腔前下部	生殖系统功能失调、更年期综合征、经前紧张症、月经不调等病症	棒揉3分钟，频率为每分钟90次，力度适中	

续　表

穴位名称	取　穴	主治病症	按摩手法	图　示
心	在耳甲腔正中凹陷处	心血管系统疾病、声嘶、癔症、无脉症等病症	用示指或拇指指端按揉6分钟，力度适中	
皮质下	在对耳屏内壁的前侧	失眠、嗜睡等各种精神神经系统的疾患	用指甲轻刮3分钟，频率为每分钟60次，以局部皮肤微痛、微红为度	
交感	对耳轮下脚上缘与耳轮内侧缘交界处	溃疡病、胃痉挛、胆管蛔虫、胆石症等	用拇指指端点按5分钟，频率为每分钟90次，力度以轻柔为佳	
降压点	三角窝的内上角	高血压、血管性头痛等病症	用双手示指和拇指指端螺纹面，相对掐揉或捏揉3分钟，频率为每分钟90次，手法以偏重为宜	
气管	在外耳孔与心穴之间	咳嗽、哮喘、面瘫	棒点5分钟，频率为每分钟120次，力度要轻柔	
咽喉	在耳屏内侧面的上1/2处	咽喉肿痛、扁桃体炎等病症	以双手示指和拇指指端着力，捏揉或掐揉2分钟，频率为每分钟60次，用力轻重兼施，以柔和为宜	

续 表

穴位名称	取 穴	主治病症	按摩手法	图 示
肾	在对耳轮下脚下方后部，小肠穴直上方	耳鸣、腰痛、遗尿，遗精等病症	用示指指端按揉3分钟，频率为每分钟60次，力度适中	
胸	在对耳轮体前部中2/5处，与屏上切迹同水平	胸胁痛、乳腺炎、产后缺乳、经前紧张症、胸胁部带状疱疹等病症	棒按3分钟，频率每分钟75次，力度适中	
肺	心穴的上、下、外三面	皮肤病、呼吸系统疾病、感冒等病症	棒点6分钟，频率为每分钟120次，力度适中，着力点在肺穴区域内边点边移位	
枕	在对耳屏外侧面的后上方	皮肤病、神经系统疾病、晕厥、后头痛、失眠等	棒揉3分钟，频率为每分钟75次，力度要轻柔	
胃	在耳轮脚消失处	胃痛、呃逆、呕吐、消化不良、胃溃疡、失眠等症	棒推5分钟，频率为每分钟90次，力度以轻柔为宜	
直肠下段	在与大肠穴同水平的耳轮处	便秘、痢疾、脱肛、痔疮等	棒推5分钟，频率为每分钟90次，力度以偏重为佳	
便秘	附件的下方	便秘、痔疮出血等	棒点3分钟，频率为每分钟75次，力度适中	
耳中	在耳轮脚上	呃逆、黄疸、消化不良、皮肤瘙痒等	棒按揉3分钟，频率为每分钟75次，力度以轻柔缓和为佳	

续 表

穴位名称	取 穴	主治病症	按摩手法	图 示
膈	在耳轮脚	膈肌痉挛、各种皮肤病、出血性疾患、多种血液病等	用示指和拇指指端捏揉3分钟，力度轻重兼施，以柔和为佳	
腹	在对耳轮体前部上2/5处	腹胀、腹痛、腹泻	棒揉3分钟，频率为每分钟50次，力度轻缓	
大肠	在耳轮脚上方偏内侧1/2处的耳甲艇部	肠炎、痢疾、腹泻、便秘、痔疮、肠麻痹及呼吸系统疾患	棒揉3分钟，频率为每分钟75次，力度适中	
小肠	在耳轮脚上方偏外侧1/2处的耳甲艇部	心律不齐、咽痛、腹痛、腹泻	棒揉3分钟，频率为每分钟75次，力度适中	
阑尾	在大肠与小肠之间	急、慢性阑尾炎，腹痛	棒揉3分钟，频率为每分钟75次，力度适中	
睾丸（卵巢）	在对耳屏的内侧前下方	生殖系统疾病、头痛等	指揉3分钟，频率为每分钟120次，力度适中	
垂体	在对耳屏内壁的底部	侏儒症、肢端肥大症、尿崩症、休克、产后宫缩不佳、性功能障碍及内分泌紊乱等	示指和拇指捏揉3分钟，频率为每分钟120次，力度适中	

大肠　　　　腹
阑尾　　　　小肠
睾丸（卵巢）
　　　　　　垂体

续　表

穴位名称	取　穴	主治病症	按摩手法	图　示
尿道	在对耳轮下脚下缘相平的耳轮处	尿频、尿急等	棒揉 3 分钟,频率为每分钟 60 次,力度适中	
膀胱	在对耳轮下脚下方中部,大肠穴直上方	膀胱炎、尿频、尿急、尿淋沥、尿潴留、尿崩症、遗尿症、腰背酸痛、外感、项背酸痛	指点 3 分钟,频率为每分钟 60 次,力度适中	
眼	从屏间切迹底部起,画 3 条水平方向的平行线,把整个耳垂划成 3 等份,再做垂直方向的两条平行线,把整个耳垂划成 9 等份,第 5 区内当中即是眼	结膜炎、青光眼、近视、麦粒肿等病症	揉捏 5 分钟,频率每分钟 75 次,力度适中	
面颊	位于耳垂部位,眼穴偏外处	三叉神经痛、口眼㖞斜、痤疮、腮腺炎、牙痛等面部疾病	掐 1 分钟,以产生掐痕为度	

续　表

穴位名称	取　穴	主治病症	按摩手法	图　　示
颈	在对耳轮体前部下1/5处	落枕、颈椎病、头晕、耳鸣等病症	棒推2分钟，频率为每分钟90次，力度要轻缓柔和	
肩	与屏上切迹同水平的耳舟部	肩关节疼痛、肩关节周围炎、落枕、胆石症等多种疾病	指推3分钟，频率为每分钟60次，力度适中	
肘	在腕穴与肩穴之间	网球肘、肱骨外上髁炎	指揉3分钟，频率为每分钟60次，力度适中	
膝	在对耳轮上脚的中部，与对耳轮下脚上缘同水平	膝部肿痛、风湿性关节炎、膝关节滑囊炎等多种疾病	棒推3分钟，频率为每分钟90次，力度以轻柔为佳	
踝	在趾跟区下方，对耳轮上脚的内上角	踝关节炎、踝扭伤等	棒推3分钟，频率每分钟90次，力度适中	
扁桃体	在耳垂正面下部	急性扁桃体炎	揉捏3分钟，频率为每分钟60次，力度以轻柔为佳	

第三章　头部按摩常用方法

一、按法

定　义	按法是用拇指或掌根等部按压体表一定的部位或穴位，逐渐用力，深压捻动。操作时以拇指端或指腹按压体表者，称为指按法（图 3-1）。以掌按压者，称为掌按法（图 3-1）
操作要领	在头部按摩中多用指按法。按法操作时着力部位要紧贴体表，不可移动，用力要由轻而重，不可用暴力猛然按压。按法在临床上常与揉法结合使用，组成"按揉"复合手法
功　效	安心宁神、镇静镇痛、开通闭塞、调节活血。常用于心绞痛、胃脘痛、头痛、腹痛、筋骨劳伤等症
适用部位	适用于头面部各穴位，如按揉太阳穴等治失眠

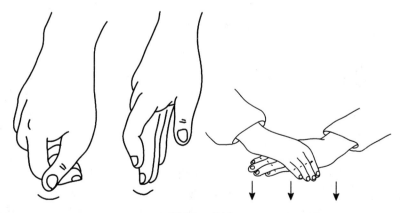

图 3-1　按法

二、揉法

定　义	用手指指腹、大鱼际或手掌根（图3-2）等部位着力，吸定于某一部位，做轻柔和缓的环旋揉动，使施治部位的皮下组织随着施治的指或掌转动的方法
操作要领	以指揉为例：按摩者多用拇指指腹吸定皮肤或穴位上，施以旋转回环的连续动作，着力均匀持续而轻柔地旋转。临床又有单指、双指、三指和五指揉法之说
功　效	宽胸理气、消积导滞、活血化瘀、消肿止痛，大多在疼痛部位或强手法后应用
适用部位	本法轻柔和缓，对局部组织的刺激较小，适用于头部各穴位，如揉下关治口㖞斜、面痛、牙痛、下颌关节痛、耳鸣耳聋等症，揉眉弓法治眼疾等

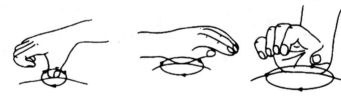

图 3-2　揉法

三、推法

定　义	推法是以指、掌、拳等部位着力于人体某处，做前后、上下、左右直线或弧线推进的一种手法（图3-3）
操作要领	以拇指平推法为例：操作者放松上肢，肘关节微屈下垂，腕关节自然微屈，拇指着力，以螺纹面螺旋式向前推动；向后回旋，压力均匀，一推一回，动作灵活。运用推法要注意推时用力要稳，速度要缓慢，着力部分要紧贴皮肤。本法是头部最常用的手法之一

续 表

| 功　效 | 消积导滞、解痉镇痛、消瘀散结、通经理筋、消肿活血。常用于外感头痛、神经性头痛、脾胃不和与风湿疼痛等症 |
| 适用部位 | 适用于头部所有线状穴位以及穴与穴之间的操作，如推天门或推印堂穴等治头痛，推晕听区治眩晕、耳鸣等 |

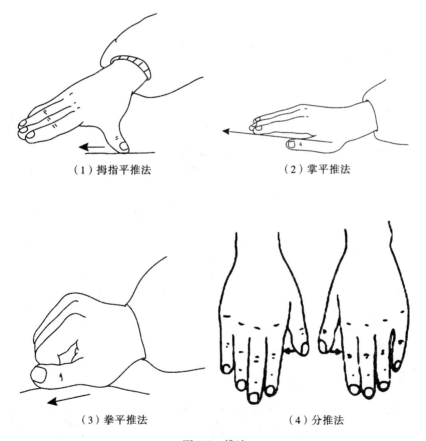

（1）拇指平推法　　　　　　　　（2）掌平推法

（3）拳平推法　　　　　　　　（4）分推法

图 3-3　推法

四、摩法

定　　义	摩法是用手掌掌面或示指、中指、环指指面附着于体表一定部位上，并随着腕关节连同前臂作环形的有节律地抚摩。一般将掌面抚摩者，称为掌摩法；如果是指面附着于一定部位之上者，称为指摩法（图3-4）
操作要领	以指摩为例：按摩者手指自然伸直，指腹平伏在病位或穴位上，肘关节微屈，腕部放松，着力部分要随着腕关节连同前臂作盘旋活动，用力轻柔自然，舒适和缓，每分钟80次左右
功　　效	理气和中、消积导滞、行气和血、消瘀散肿
适用部位	此法对按摩部位的刺激轻柔缓和，是按摩头面部的常用手法，如按摩下眼睑祛眼袋

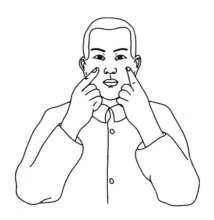

图 3-4　摩法

五、刮法

定　　义	直接在体表一定部位或穴位上着力，做单方向的快速拖动（图3-5）
操作要领	运用的时候，要用拇指桡侧面或示、中两指指腹部蘸水后，单方向快速刮动，刮法属于中等刺激手法

续　表

功　　效	活血通络、祛风散寒、发汗解表、祛除暑湿
适用部位	多用于感冒、暑热、呕吐、食欲不振等疾病的选穴治疗，如刮风池、大椎治感冒

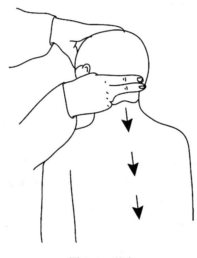

图 3-5　刮法

六、挤法

定　　义	挤法又称挟按法，是指操作者用单手或双手拇、示指指腹着力在一定部位或穴位上，作对称性用力，向中间进行挤捏按摩的方法（图3-6）
操作要领	操作时，夹持挤压，每穴不超过 10 次
功　　效	疏风解表、发汗祛热、祛瘀散结，对感冒、头痛、暑热、呕吐、恶心等有良好效果
适用部位	多用于头部的太阳、印堂、风池等穴位

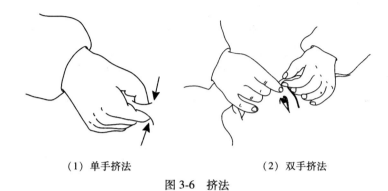

（1）单手挤法　　　　　　　　（2）双手挤法

图 3-6　挤法

七、掐法

定　　义	用手指甲尖，在患处一上一下重按穴位，或两手指同时用力抠掐，同时又不刺破皮肤的手法（图 3-7）
操作要领	掐法是重刺激手法之一，如临床急救常以指甲掐来代替针，为了避免刺破皮肤，要掌握好指力，或在掐穴处垫块薄布，为增进疗效，缓解疼痛，掐后再轻揉一会
功　　效	开窍醒神，镇惊镇痛，解除痉挛
适用部位	多用于急性病症的选穴治疗，如掐人中止抽促醒

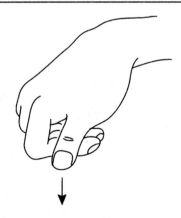

图 3-7　掐法

八、拿法

定　义	用大拇指和示、中两指，或者用大拇指和其余四指做对指相对用力动作，在一定的部位和穴位上进行节律性的提捏肌肉（图3-8）
操作要领	操作时，用劲要由轻渐重，不可突然用力，动作要缓和而有连贯性。主要分为三指拿法（图3-9）和五指拿法（图3-10）
功　效	疏通经络、调和阴阳、祛风散寒和泻热镇痛
适用部位	临床常配合其他手法使用于颈项部位，如提拿颈项及肩井治疗颈肩痛

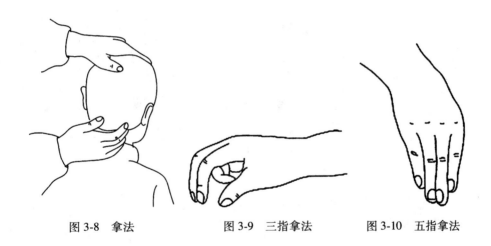

图 3-8　拿法　　　　图 3-9　三指拿法　　　　图 3-10　五指拿法

九、叩法

定　义	用指端着力或五指并拢屈曲成握空拳状，或手掌着力，在一定部位或穴位上，进行上下起落轻巧叩击的方法（图3-11）
操作要领	根据施术时力点不同，叩法分为中指叩法、五指叩法、拳叩法3种
功　效	疏通经脉、通络镇痛、滑利关节、开窍醒脑、振奋精神、消除疲劳

续　表

适用部位	中指叩法主要适用于颅顶及浅表关节。五指叩法主要适用于前额、颅顶、浅表关节部位，常用于治疗头痛、头晕、感冒等疾病

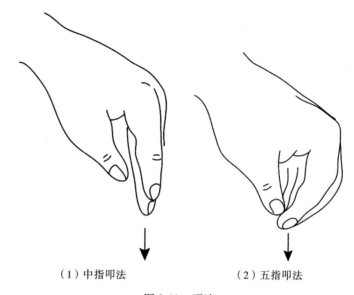

（1）中指叩法　　　　　　　（2）五指叩法

图 3-11　叩法

十、抹法

定　义	用单手或双手的指面、掌面紧贴于皮肤，做上下、左右单方向的直线或弧形曲线反复移动（图3-12）
操作要领	在临床上，根据治疗部位的不同，抹法分为拇指抹法、四指抹法、掌抹法三种。操作时用力要轻而不浮，重而不滞。抹法常与分法结合用于临床治疗
功　效	开窍镇静、清醒头目、行气散血、扩张血管。拇指抹法常用于头面部，治疗头晕、头痛、失眠等症
适用部位	常用于前额部的按摩，如轻抹眼球法可清理头目

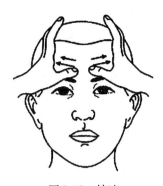

图 3-12 抹法

十一、分法

定　义	两手四指并拢，以手指罗纹面贴于表面，由一处向相反方向外分，称为分法（图 3-13）
操作要领	此法常与抹法配合使用。操作时，双手用力要均匀一致或配合协调，移动轨迹要保持直行
功　效	疏经活络、调和面部气血、清脑明目
适用部位	适用于头面部的头穴和两穴之间的操作，如额头分抹法治疗头痛、眩晕

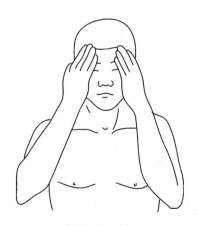

图 3-13 分法

十二、弹法

定　　义	用一手指的指腹紧压住另一手的指甲用力弹击的方法（图3-14）
操作要领	连续弹击患处，每分钟弹击120~160次
功　　效	开窍醒脑、镇静安神、行气活血。对项背部僵硬、头痛等症可用本法治疗
适用部位	本法可适用于全身各部，尤以头面、颈项部最为常用

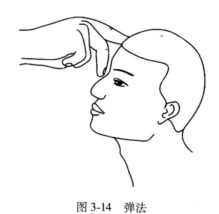

图 3-14　弹法

十三、摇法

定　　义	以被摇动的关节为轴，按摩者一手固定被摇关节近端，另一手握其运端，做该关节生理活动范围内各个方向的回旋摇转运动（图3-15）
操作要领	摇法根据所摇部位分类有颈项部摇法、肩关节摇法、髋关节摇法、踝关节摇法等。摇法用力要柔和，不可使用暴力和超过生理限度
功　　效	滑利关节、增强关节活动功能。常用于关节强硬、屈伸不利等症
适用部位	本法适用于四肢关节及颈项等

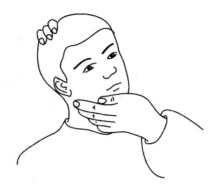

图 3-15 颈项部摇法

十四、振法

定　义	按摩者用手指指端或手掌着力在体表，前臂和手部的肌肉静止性收缩发力，做快速振颤动作，使施治部位产生振动感。振法可分为指振、掌振两种，其中用手指着力称指振法，用手掌着力称掌振法（图3-16）
操作要领	操作时要将手部和前臂肌群之力集中于指端或手掌上。振动的频率较高，着力稍重。本法一般常用单手操作，也可双手同时操作
功　效	醒脑提神、疏经通络、和中理气、消食导滞、调节胃肠
适用部位	适用于头面部各穴

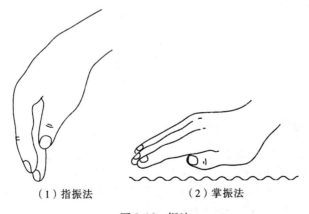

（1）指振法　　　　（2）掌振法

图 3-16 振法

十五、扳法

定　义	按摩者用双手向相反方向用力，使关节被动伸展或旋转。扳法多用于颈、腰、骶髂关节（图3-17）
操作要领	扳法操作时动作必须果断而快速，用力要稳，两手动作配合要协调，扳动幅度一般不能超过各关节的生理活动范围。本法临床常和其他手法配合使用，起到相辅相成的作用。扳法切忌粗暴用力，选择好适应证，运用时应谨慎、稳妥、轻巧，而且要有经验的医生来操作，否则应用不当，后果不堪设想
功　效	舒筋通络、滑利关节、纠正解剖位置的失常
适用部位	适用于关节错位或关节功能障碍等疾病

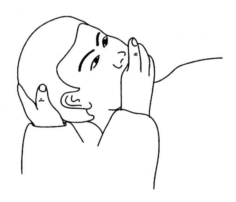

图 3-17　颈部旋转定位扳法

十六、扫散法

定　义	按摩者用拇指或掌根部着力于体表，腕部作快速的上下左右摆动推进的一种方法。此法系强刺激后的一种放松手法。临床分指扫散法和掌扫散法两种（图3-18）

操作要领	双手拇指伸直，指腹或掌根部紧贴治疗部位，余四指略屈曲呈扇形分开，拇指引路，余四指或掌根部随腕关节摆动，速度由慢渐快向前推进，用力要均匀柔和，动作要自如连贯
功　　效	舒筋活血、解痉镇痛、解除疲劳
适用部位	常用于头及躯干部等处

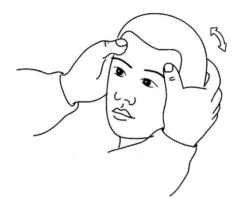

图 3-18　头部指扫散法

十七、点穴法

定　　义	按摩者以手指指端着力于某一穴位，以指代针的一种手法。临床可分为单指点、三指点和五指点三种方法（图 3-19）
操作要领	单指点系以中指为主；三指点以拇、示、中三指末节对指聚成一体；五指点指的是五指指端并拢呈梅花状；微屈掌指与指间关节，指端着力于穴位上，并随腕关节快速屈伸做一点一抬动作
功　　效	调和阴阳、行气活血、松解粘连、提高肌力
适用部位	全身各部位均可适用。对头面部穴位最为常用

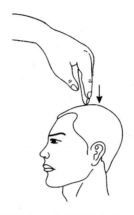

图 3-19　头部单指点穴法

十八、拔伸法

定　义	拔伸即牵位、牵引的意思。固定肢体或关节的一端，牵拉另一端的方法（图 3-20）
操作要领	患者正坐位，按摩者站在患者背后，用双手拇指顶在枕骨下方，掌根托住两侧下颌角的下方，并用两前臂压住患者两肩，两手用力向上，两前臂下压，同时做相反方向用力。本法操作时用力要均匀而持久，动作要缓和
功　效	对扭错的肌腱和移位的关节有整复作用
适用部位	本法常用于颈椎关节错位、颈部伤筋等

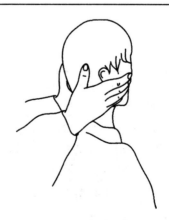

图 3-20　头颈部拔伸法

第四章　常见病的头部按摩疗法

第一节　常见内科疾病的头部按摩

一、头痛

头痛是由颅内炎症、缺氧、出血、肿瘤、机械损伤、脑神经及鼻窦病变等神经、精神因素引起的一种病症，中医又称"头风"、"脑风"，分外感和内伤两大类。

外感头痛发病较急，病势较剧烈，性质多表现为跳痛、胀痛、灼痛、重痛，痛无休止，常伴有畏寒发热，或背部酸痛，或项背强直不舒，或鼻塞流涕、面红目赤、尿黄便秘等症，多兼风、寒、热等表证，以实证多见。外感头痛病程短，内损小，易治愈。

内伤头痛起病缓慢，疼痛性质多表现为隐痛、空痛、昏痛，时作时止，遇到劳累头痛症状会加重。头部本身疾病及全身疾病都可引起头痛。头痛是多种多样的，大多位于前额部、颞部、眼眶部，局限于一侧或双侧，个别出现后脑勺痛，持续时间不等。

中医学认为，头痛的病因多因外感（六淫）和内伤（七情）所致。外感头痛，以风邪为多；内伤头痛，多因七情内伤、脏腑失调、气血不足所致。

头部按摩对于慢性高血压之头痛、偏头痛、血管神经性头痛、紧张性头痛、感冒头痛及一些原因不明头痛有较好的疗效。

头部按摩法

【有效穴位】

经穴与经外奇穴：百会、太阳、风池、天柱、神庭、迎香、攒竹、阳白、风府、睛明、率谷、印堂、插花等（图4-1）。

面穴：首面穴等（图4-1）。

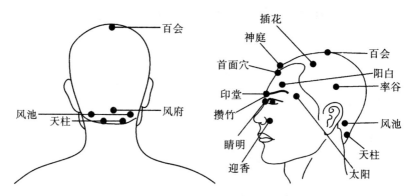

图4-1　头痛头部按摩有效穴位

【按摩方法】

（1）用双手拇指桡侧缘交替推印堂至神庭30~50次，力度适中。

（2）用双手拇指指腹分推攒竹至头两侧太阳穴30~50次，力度适中。

（3）用拇指指腹按揉印堂、百会、风池、天柱、阳白、睛明、迎香、风府、插花、首面穴各30~50次。

（4）用双手大鱼际按揉太阳穴30次，即向前向后各转15次。

（5）用双手示指、中指、环指、小指指端分别放在两侧耳尖直上两横指处的率谷穴，前后来回推动，约半分钟，然后轻叩头部结束。

（6）用力拿捏天柱、风池、风府穴10~20次，力量持续、深透、由浅入深，以使局部有强烈的胀痛感为宜。

（7）由前向后用五指拿头顶，至后头部改为三指拿，顺势从上向下拿捏项肌3~5次。

（8）用双手大鱼际从前额正中线抹向两侧，在太阳穴处按揉3~5次，再推向耳后，并顺势向下推至颈部，连做3遍。

（9）以手指指腹叩击全头部，力量稍轻，有节奏感。

耳部按摩法

【有效穴位】

额、枕、颞、肾上腺、扁桃体、内分泌、肝、神门等（图4-2）。

【按摩方法】

（1）每次取2~4穴，取王不留行子或莱菔子1粒，置于0.5厘米×0.5厘米的方形胶布上，找准穴位，贴敷于耳穴上，用示指、拇指捻压至酸沉麻木或疼痛为佳，每日按压4~6次。

（2）每次贴一侧耳，两耳交替，每次贴敷2天，夏季1天更换1次，10次为1个疗程。

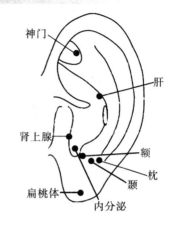

图4-2　头痛耳部按摩有效穴位

神门　肝　肾上腺　额　枕　颞　扁桃体　内分泌

爱心贴士

（1）平时应避免或减少日晒，头痛发作时宜进入安静而避光的环境，并卧床休息。要注意劳逸结合，避免过度疲劳和精神紧张，女性在月经期尤其要注意休息。应注意气候变化，防止感冒。

（2）放松思想，解除紧张情绪，保持心情愉快，不动怒，少忧虑，乐观豁达。

（3）饮食要节制，忌过饱过饥，应清淡饮食，多食水果、蔬菜，忌食烟、酒、咖啡、巧克力、辛辣等热性、兴奋性食品。

（4）参加适当的体育锻炼，如慢跑、太极拳等，有助于增强体质，减轻头痛的发生和发展，但切勿过度疲劳。

二、感冒

感冒俗称"伤风"，是一种常见的外感性疾病，是病毒或细菌感染引起的上呼吸道炎症。该病一年四季均可发病，以春、冬季节更为多见。感冒一般症状较轻，大多数天即愈。本病临床症状先有鼻塞、流涕、咽痛、打喷嚏、畏寒，继发头痛、发热、咳嗽、全身酸痛等，并常伴有结膜充血、流泪等症，有时可有消化道症状。

中医认为感冒是因感受风邪所致。当气候骤变，冷热失常，或出汗出门时，风寒、风热之邪就乘虚而入。

头部按摩对感冒有较好的疗效，按摩头部穴位不但能增强免疫功能，而且能增强机体的各项生理功能，使机体发挥其自身的抗病能力，抵抗病毒和细菌的感染，而且能够直接缓解或减轻头痛、鼻塞等症状，达到治病的目的。这是单纯药物疗法所不能达到的。

头部按摩法

【有效穴位】

经穴与经外奇穴：风府、风池、迎香、睛明、攒竹、神庭、太阳、印堂等（图4-3）。

面穴：咽喉穴（图4-3）。

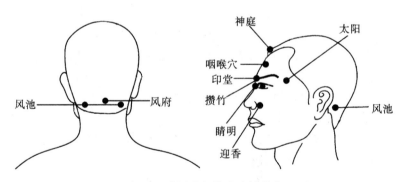

图4-3　感冒头部按摩有效穴位

【按摩方法】

（1）用拇指指腹由印堂推至神庭穴，双手交替进行30次。

（2）双手拇指螺纹面自攒竹向两侧分推太阳穴，逐渐向上至发际，2~4分钟。

（3）按揉迎香穴、睛明穴、咽喉穴各 20 次，手的力度宜轻柔，以局部有热胀感最佳。

（4）双手大鱼际从前额正中抹向两侧太阳穴，并按揉太阳穴 5~10 次，再沿耳后下推至颈部，点揉翳风、风池穴、风府穴各 1~2 分钟，以局部有酸胀感为宜。

（5）五指拿头顶，至后头部时改为三指拿法，然后拿捏项部，反复进行 5~10 次。

耳部按摩法

【有效穴位】

肺、外鼻、内鼻、耳尖、肾上腺、咽喉等（图 4-4）。

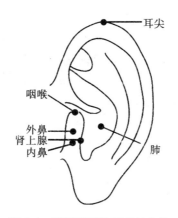

图 4-4　感冒耳部按摩有效穴位

【按摩方法】

（1）首先清洁耳部，揉捏耳郭 3~6 次，先在耳尖部用重提轻放的手法，反复按摩 10 次左右，以患者的承受力为度，双耳交替进行。

（2）用指端或牙签点按肺、肾上腺反射区，手一直不离开皮肤，持续 2~3 分钟，以局部有胀热痛感为宜。

（3）用指端点按内鼻、外鼻、耳尖、喉反射区 2~3 分钟，力度要依患者的承受力，至局部红润为止。

（4）用示指和拇指指腹反复夹揉以上反射区 5～10 次，缓慢放松，双耳交替进行。

爱心贴士

（1）调节居住环境。适时开窗通风，保持屋内适宜的温度及湿度。

（2）平时要注意防寒保暖。尤其是在季节交替时，一定不要乱穿衣，老人、小孩更要注意。

（3）加强饮食营养。可饮用开水、清淡的菜汤以及新鲜的果汁。也应多食用富含维生素的蔬菜、水果。忌烟酒、海鲜、寒凉食品。

（4）患病期间注意休息，保证充足睡眠。

（5）夏日可以藿香、佩兰泡茶饮用，以加强发汗解表的作用；冬季可煮生姜，大枣、红糖水，以助祛寒解表之功效。

（6）加强体育锻炼。应坚持每天锻炼，增强体质，可提高免疫力和抗病能力，减少病邪的入侵。

（7）治疗期间，避风寒、调情志，防止复感外邪。

（8）每次按摩后宜覆被保温，避免再感风寒。全身肌肉酸痛较甚者，配合全身各酸痛处按摩，可明显减轻症状。

三、发热

发热属于医学术语，在日常生活中称为发烧。发热是临床上最常见的症状，由于人体对致热原的作用使体温调节中枢的调定点上移而引起，可以在许多疾病中出现，也是疾病进展中的重要临床表现。引起发热的原因有很多，最常见的是感染（包括各种传染病），其次是结缔组织病（胶原病）、恶性肿瘤等。进行有效的按摩疗法，可以一定程度的缓解和消除发热现象。

头部按摩法

【有效穴位】（图 4-5）

经穴与经外奇穴：睛明、攒竹、丝竹空、印堂、鱼腰、太阳、百会、风池等。

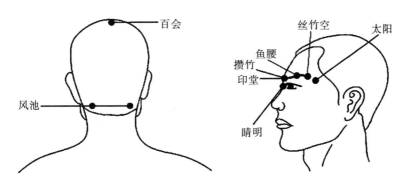

图 4-5 发热头部按摩有效穴位图

【按摩方法】

（1）患者取坐位，用拇指按揉睛明、攒竹、丝竹空穴 2 分钟，力度宜适中。

（2）用双手拇指由印堂穴横推至左右鱼腰穴 1 分钟。

（3）用大鱼际按揉两侧太阳穴，即向前向后转 0.5 分钟。

（4）用双手中指按揉百会穴 1 分钟。

（5）用拇指按压风池穴 0.5 分钟，以局部出现酸胀感为宜。

爱心贴士

（1）发热时，应减少衣服、被褥，多饮水。

（2）若体温超过 38.5℃必须口服退热药，服药半小时内要多饮温热水，服药 1 小时后开始物理降温。

（3）对于既往有高热惊厥病史患者，体温超过 38℃即需口服退热药。若再次发生抽搐，立即附近医院就诊。

四、咳嗽

咳嗽是肺、支气管和气管等脏器病变的常见症状之一，是机体对侵入气道病邪的保护性反应，常见于急、慢性气管炎哮喘、肺气肿、肺炎等疾病中。中医学将有声无痰称咳，有痰无声称嗽。同时伴有气喘、咽痛、声音嘶哑、咳痰或低气怯声等症状。凡外感或内伤导致肺气上逆，便致咳嗽。咳嗽有急性、慢性之分。前者为外感咳嗽，一般起病多较急、病程较短；后者为内伤咳嗽，一般起病较慢。

中医学认为咳嗽多为外邪侵袭，肺气失宣所为，也可由于脏腑功能失调，累及肺脏，肺气失肃降而发生。

头部按摩可宣肺止咳化痰。治疗时要配合健脾、补肾的方法，根据不同类型的咳嗽进行适当的加减。如果患者症状较为严重，并伴有其他脏器明显的病变，应考虑以药物治疗为主，头部按摩可作为辅助疗法。

头部按摩法

【有效穴位】（图 4-6）

经穴与经外奇穴：迎香、百会、囟会、百劳等。

头穴：运动区、感觉区、胸腔区。

面穴：肾穴、脾穴、肺穴等。

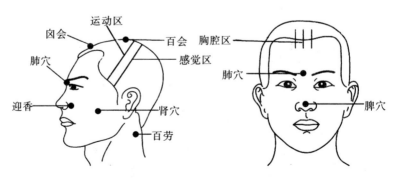

图 4-6　咳嗽头部按摩有效穴位

【按摩方法】

（1）按揉百会、百劳各50~100次，按揉迎香、囟会各30~50次，力度适中。

（2）由上至下直推感觉区、运动区各50~100次。

（3）从前至后推按胸腔区150~200次。

（4）按揉肾穴、脾穴、肺穴各50~100次。

耳部按摩法

【有效穴位】

肺、气管、肾上腺、咽喉、交感、皮质下、脾、神门（图4-7）。

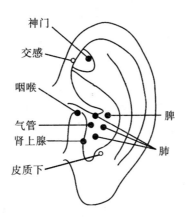

图4-7 咳嗽耳部按摩有效穴位

【按摩方法】

（1）耳郭局部消毒，将莱菔子（萝卜籽）或王不留行子置于0.5厘米×0.5厘米的方形胶布中间，找准穴位，将置莱菔子的胶布对准穴位贴压，每次选3~4个穴位，两耳交替进行。

（2）每天每穴按压5~8次，使局部产生痛热胀感，隔两天粘贴1次，10次为1疗程。

爱心贴士

（1）咳嗽患者四时起居要顺应气候，谨防受寒。

（2）应加强体育锻炼，增强体质，保持身体温暖，避免身体再感风寒。

（3）饮食宜清淡。饮食应以新鲜蔬菜为主，适当吃豆制品，荤菜量应当减少，可食少量瘦肉或禽、蛋类食品。食物宜以蒸煮为主。水果可以给予梨、苹果、柑橘等，量不必多。

（4）咳嗽时不宜吃冷饮或冰冻饮料，从冰箱里取出的牛奶最好加热后再喝。"过敏性咳嗽"的患者更不宜喝碳酸饮料，以免诱发咳嗽。酸食常敛痰，使痰不易咳出，以致加重病情，使咳嗽难愈。

（5）宜多喝水。除满足身体对水分的需要外，充足的水分可帮助稀释痰液，使痰易于咳出，并可增加尿量，促进有害物质的排泄。

（6）休息可减轻病情，咳嗽患者要注重休息。在气候变化时，尤其要注意胸腹部保暖，防止受凉。

五、慢性支气管炎

慢性支气管炎简称慢支，是常见病、多发病，多见于呼吸系统功能较弱者，是由急性支气管炎未及时治疗，经反复感染，长期刺激，如吸烟、吸入粉尘、病毒细菌感染、机体过敏、气候变化、大气污染等诱发导致而形成。该病常为病毒感染，继之合并细菌感染。主要症状为反复慢性咳嗽，咯痰，伴有气喘等。且早、晚咳嗽加重，痰多呈白色，稀薄或黏稠痰。若经久不愈，可变生他病。由于慢性支气管炎的影响，患者的体质减弱，免疫力逐渐下降，遇寒冷天气或天气变化，容易患感冒，而感冒又会诱发慢性支气管炎的急性发作，形成恶性循环。

中医学认为，有风寒、风热、燥火、七情伤感、脾虚不运、湿痰浸肺、阴虚火灼、肺失宣降、气逆于上而咳喘咯痰，形成慢性支气管炎。

　　长期运用头部按摩防治慢性支气管炎，可显著改善症状，减少或减轻该病的发作。当然对于急性发作者，或合并哮喘者，或合并明显的心肺病变者，应以药物治疗为主，按摩为辅。

头部按摩法

【有效穴位】

经穴与经外奇穴：迎香、百会、上星、桥弓、百劳等（图4-8）。

头穴：运动区、感觉区、胸腔区等（图4-8）。

面穴：肺穴、脾穴、肾穴等（图4-8）。

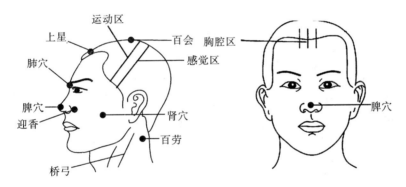

图4-8　慢性支气管炎头部按摩有效穴位

【按摩方法】

（1）用双手中指指腹点按左右迎香穴各50~100次。

（2）用右手拇指指腹点按上星、百会、百劳各50~100次。

（3）用双手拇指指腹部抹桥弓20~30次。

（4）用右手示指和中指擦鼻两侧30次。

（5）从前向后推按胸腔区150~200次。

（6）按揉肺穴、脾穴、肾穴各50~100次。

（7）头面部按摩每天2次，早晚各1次，1个月为1个疗程。

耳部按摩法

【有效穴位】

肺、内鼻、外鼻、交感、脾、咽喉、气管、肾上腺（图4-9）。

【按摩方法】

（1）患者取坐位，将莱菔子或王不留行子置于0.5厘米×0.5厘米的胶布中间，将置莱菔子的胶布对准穴位贴压，每次取3~4个穴位，两耳交替进行。每天按压5~8次，每次按摩以局部酸胀痛感为宜。隔两天粘贴1次，10次为1疗程。

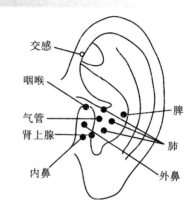

图4-9　慢性支气管炎耳部按摩有效穴位

（2）用示指点压肺、内鼻、外鼻、交感、脾、咽喉、气管、肾上腺各个穴位。

爱心贴士

（1）居住和工作环境安静整洁，空气清新，避免烟雾、粉尘和刺激性气体对呼吸道的影响。

（2）平时注意加强体育锻炼，提高身体素质，戒除烟酒。

（3）饮食有节，食物不可太咸，忌油炸、易产气的食物，应多吃高蛋白、高热量、高维生素、低脂、易消化的食物。此外，应少量多次饮水，每日饮水量不少于1500毫升。

（4）平时注意保暖，尤其是下肢及足部。避免胸背部受寒，冷天外出应当戴口罩。

（5）避免吸入有害气体、尘埃。

六、哮喘

哮喘俗称"气喘"，是一种反复发作的变态反应性疾病，是由于气管和支气管对各种刺激物的刺激不能适应，而引起的支气管平滑肌痉挛、黏膜肿胀、分泌物增加，从而导致支气管管腔狭窄。临床表现为发作性带有哮鸣音的呼吸困难，持续数分钟至数小时，可自行或经治疗后缓解。哮喘可发生于任何年龄，一年四季都可发作，尤以寒冷季节气候急剧变化时发病较多。严重者可并发支气管扩张、肺气肿等症。

中医理论认为，哮喘的形成主要是由于气机升降出纳失常所致，并且与肺、肾二脏的功能状况密切相关，因为肺为气之主，主呼气；肾为气之根，主纳气。若肺肾功能失常，再遇诱发因素，就会扰乱气机的升降出纳，从而发为哮喘。

头部按摩是防治哮喘常用的辅助方法，具有治本之功。对于慢性患者来说，要坚持比较长期的治疗，如能在季节变化前给予预防性治疗，常能使发作减轻、减少或不出现急性发作。

头部按摩法

【有效穴位】
经穴与经外奇穴：百劳、百会、迎香、上星等（图4-10）。
头穴：运动区、感觉区、胸腔区等（图4-10）。
面穴：肾穴、肺穴、脾穴等（图4-10）。

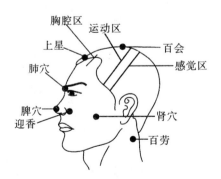

图4-10　哮喘头部按摩有效穴位

【按摩方法】
（1）按揉百会、百劳穴各50~100次。

（2）按揉迎香、上星穴各 30~50 次。

（3）由上至下直推感觉区、运动区各 150~200 次。

（4）从前向后推按胸腔区 150~200 次。

（5）按揉肾穴、脾穴、肺穴各 50~100 次。

耳部按摩法

【有效穴位】

肺、肾上腺、气管、脾、内分泌、神门、肾、皮质下、咽喉、交感等（图 4-11）。

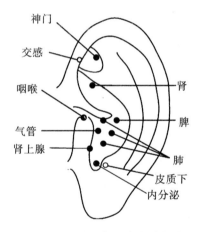

图 4-11　哮喘耳部按摩有效穴位

【按摩方法】

（1）清洁耳部，由下至上轻揉耳郭 5~10 次，以局部有轻痛感为宜。

（2）点按气管、肾上腺、肺、肾反射区 10~15 次，在气管、肺反射区可逐渐用力，以局部有热胀感为宜，双耳交替进行按摩。

（3）用牙签在咽喉、皮质下、神门、内分泌、脾、交感反射区点按，各 20 次，至局部红润、有热胀感为宜。

爱心贴士

（1）防止呼吸道感染，调节免疫功能，注意季节性保暖。哮喘患者应注意保护自己，不要着凉，尤其要保护好前胸和后背，从而降低哮喘的发病率。

（2）饮食宜清淡，少刺激，不宜过饱、过咸、过甜，忌生冷、酒精、辛辣厚味等刺激性食物。对易引发哮喘的食物，如绿豆、西瓜等尽量不吃。

（3）饮食要保证各种营养素的充足和平衡，特别应增加抗氧化营养素，如 β-胡萝卜素、维生素 C、维生素 E 及微量元素硒等。

（4）患者应当积极锻炼身体，根据身体状态，适当运动，以增强体质。

（5）哮喘患者应保持良好的心态，切忌过度兴奋和忧虑，以免诱发疾病。

（6）有过敏性病史者，应积极查明过敏原，避免再次吸入、接触或食入。

七、冠心病

冠心病是冠状动脉粥样硬化性心脏病的简称，是老年人最常见的心血管疾病。高血压、高血脂、内分泌疾病或生气、劳累、紧张、失眠、过饥过饱、气候变化等，均可诱发本病。冠心病轻者可无心肌缺血症状，多在体检时偶然发现；严重者可出现典型的心绞痛，甚至心肌梗死。冠心病除了自身有很大的危害外，还可出现许多并发症，如乳头肌断裂、心脏破裂、栓塞、乳头肌功能失调等，严重威胁机体健康。

冠心病属于中医学的"真心痛"、"厥心痛"、"胸痹"等病的范畴。冠心病的典型症状主要表现为胸腔中央发生压榨性疼痛，并可迁延至颈、颌、手臂及胃部。冠心病发作时，可能引起其他症状如眩晕、气促、出汗、寒战、恶心及晕厥，严重患者可能因为心力衰竭而死亡。

头部按摩对冠心病具有很好的治疗效果。

头部按摩法

【有效穴位】

经穴与经外奇穴：百会、水沟、四神聪、风池、太阳（图 4-12）。

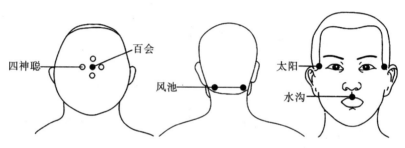

图 4-12　冠心病头部按摩有效穴位

【按摩方法】

（1）将示、中指按压百会穴、水沟穴、风池穴各 1~2 分钟。

（2）用拇、示、中、环指指甲掐四神聪穴 4~6 次。

（3）用双手拇指按揉太阳穴 1 分钟。

耳部按摩法

【有效穴位】

心穴、小肠穴、耳背部、耳轮部（图 4-13）。

【按摩方法】

（1）指推心穴、小肠穴各 3 分钟，频率每分钟 60 次。

（2）擦耳背部 3 分钟，频率每分钟 120 次。

（3）捻耳轮部 3 分钟，频率每分钟 60 次。

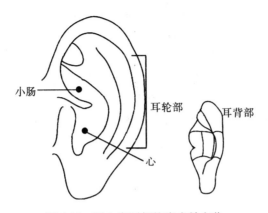

图 4-13　冠心病耳部按摩有效穴位

爱心贴士

（1）日常生活要有规律，戒烟、酒，保持心情舒畅，避免过度紧张、激动、生气等；保持足够的睡眠，培养多种情趣；保持情绪稳定，切忌急躁、激动或闷闷不乐。

（2）合理饮食，不要偏食，不宜过量。要控制高胆固醇、高脂肪食物，多吃素食，多食用新鲜水果和蔬菜，避免食用动物内脏、鱼子、蛋黄等胆固醇含量高的食物。同时要控制总热量的摄入，限制体重的增加。严格限制食盐的摄入量。

（3）不能随意停药、断药，应按时服药，同时身边应常备缓解心绞痛的药物，以防不测。

（4）要保持适当的体育锻炼活动，增强体质。适当进行诸如太极拳、八段锦、五禽戏之类的体育锻炼。

八、高血压

高血压是以体内循环动脉血压增高为主的全身性疾病。成年人连续测量血压 3 次以上，均高于 140/90mmHg 者，就可诊断为高血压。

高血压可分为原发性高血压和继发性高血压。原发性高血压是指不明原因的高血压，绝大多数高血压患者均属于此种类型；继发性高血压是指由其他疾病引起的高血压，又称为"症状性高血压"。本病患病率较高，晚期会影响心、脑、肾等器官，引起冠状动脉病变、高血压性心脏病、脑动脉硬化、脑卒中（中风）和肾功能减退等疾病。

中医学认为，引起血压升高的原因是情志抑郁、愤而忧思，以致肝气郁结、化火伤阴；或饮食失节、饥饱失宜、脾胃受伤、痰浊内生；或年迈体衰、肝肾阴阳失调等。

中医认为高血压病的发病机制主要是由于情志失调、饮食失节和内伤虚损导致肝肾功能失调所引起。因此，头部按摩防治本病以调补肝肾为主，平和阴阳为辅。

头部按摩法

【有效穴位】

经穴与经外奇穴：百会、天柱、人迎、天鼎、神庭、攒竹、风池、阳白、率谷、人中、太阳、百劳、四神聪、风岩、印堂、桥弓等（图4-14）。

头穴：晕听区、感觉区、足运感区、生殖区、血管舒缩区等（图4-14）。

面穴：首面穴、心穴、肝穴、肾穴等（图4-14）。

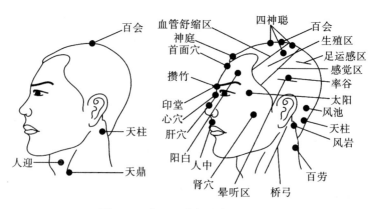

图 4-14　高血压头部按摩有效穴位

【按摩方法】

（1）两手手指弯曲，用指甲梳头，从头正中向左右两侧分梳，左右各10次，左右中指交替按揉百会穴，各按揉10次，力度适中，以胀痛为宜。

（2）双手拇指桡侧缘交替推印堂至神庭30~50次。

（3）用双手拇指指腹分推攒竹，经过阳白至两侧太阳穴30~50次。

（4）按揉颈部的天柱、人迎、天鼎各50~100次，力度以酸痛为宜。

（5）按揉印堂、四神聪、百劳、风岩、人中各30~50次。

（6）按压首面穴、心穴、肾穴、肝穴各50~100次。

（7）用双手大鱼际按揉太阳穴30次，按揉时的旋转方向均向前。

（8）以率谷为重点扫散头侧面左右各30次。

（9）用拇指指腹面向下直推桥弓，先左后右，各10~20次。

（10）用拇指桡侧缘直推晕听区、感觉区、足运感区、血管舒缩区、生殖区各50~100次。

（11）用中指指端叩击血管舒缩区、足运感区、生殖区各30~50次。

（12）拿捏风池10~20次，力度以酸痛为宜。

耳部按摩法

【有效穴位】

肝、肾、心、角窝上、神门、肾上腺、内分泌等（图4-15）。

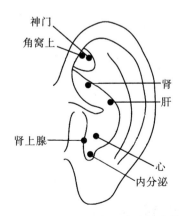

图4-15　高血压耳部按摩有效穴位

【按摩方法】

（1）双手点掐或点揉肝、肾、心、角窝上、神门、肾上腺、内分泌反射区各 10 次，以能耐受为度。

（2）双手拇指自上向下揉按耳背 5~10 次，揉至红润为止。

（3）把小颗粒状药物或种子，如六神丸、王不留行子、萝卜子等，用小块橡皮膏固定在相应耳部反射区，每天按揉 5~7 次，每次每个反射区 2~3 分钟。

爱心贴士

（1）不要盲目降压，需找出病因，对症治疗。如果已被医生诊断为高血压，应按医嘱服药，不可随便停药。用药剂量和种类不能雷同，应按病情轻重分级治疗，注意个体差异，药量因人而异。

（2）生活要有规律，要保证足够的睡眠，坚持长期、合理用药，定期检测血压，及时调整剂量，巩固疗效。

（3）养成良好的生活习惯，戒烟酒。饮食宜清淡，超重者应注意减轻体重，尤其要减少盐的摄入量。

（4）生活规律，保证充足的睡眠，避免情绪波动和精神刺激。

（5）患者应经常参加适当的体育锻炼，注意劳逸结合。气功锻炼和打太极拳有降压作用，练气功或打太极拳时间越长，其降压效果就越好。不要参加竞争性强的活动。

（6）继发性高血压患者不宜采用手部按摩，请到医院进行诊治。

九、低血压

低血压是由于高级神经中枢调节血压功能紊乱引起，以体循环动脉血压偏低为主要症状的一种疾病。一般以成年人上臂肱动脉血压低于 90/60mmHg，老年人低于 100/70mmHg 作为标准。

低血压分为急性和慢性两种，急性低血压表现为血压由正常或较高水平突然明显下降，多伴晕厥、休克；慢性低血压多因体质消瘦、体位突然变化、内分泌功能紊乱、慢性消耗性疾病及营养不良、心血管疾病或居住高原地区等因素引起。大多数慢性患者没有自觉症状，仅少数患者有头晕、目眩、乏力等症状，夏季尤为明显。慢性低血压又有体质性低血压、直立性低血压、继发性低血压之分。

中医学认为，低血压的发生与肾精不足、心脾两虚、气血不足以及痰阻气机有关。中医认为慢性患者多为虚证，可由脾胃失健、肝肾不足、气血两虚等原因造成，均有血压低并伴有全身症状。低血压的治疗要针对发病原因采取治本之法，头部按摩方法可以调节、升压，作为低血压治疗的辅助方法。对发病原因的治疗，应去医院求治。

头部按摩法

【有效穴位】

经穴与经外奇穴：百会、天柱、风池、神庭、人中、攒竹、承浆、强间、率谷、太阳、百劳、印堂、四神聪等（图4-16）。

头穴：感觉区、晕听区、生殖区等（图4-16）。

面穴：首面穴、肝穴、肾穴、脾穴等（图4-16）。

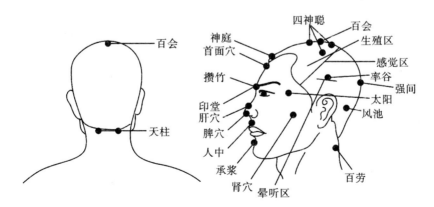

图 4-16　低血压头部按摩有效穴位

【按摩方法】

（1）用双手拇指桡侧缘交替推印堂至神庭 30 次。

（2）用双手拇指指端分推攒竹至两侧太阳穴 30~50 次，推按速度不宜过快。

（3）按压百会、天柱各 50 次，力度稍轻、平稳。

（4）拇指指端点按人中、承浆各 20 次。

（5）以率谷为中点扫散头侧部，左右各 20 次。

（6）用力拿捏风池穴 10 次，以局部产生强烈的酸痛感为佳。

（7）由前至后用五指拿捏头顶，至后头部改为三指拿捏，顺势由上至下拿捏项肌 3~5 次。

（8）按揉太阳、强间、百劳、印堂、四神聪各 30 次。

（9）按首面穴、揉肾穴、脾穴、肝穴各 50~100 次。

（10）用拇指桡侧缘向上直推晕听区、感觉区、生殖区各 100 次。

爱心贴士

（1）生活要有规律性，饮食有营养，平时应多食一些具有温脾胃、提升阳气的食物，可提升血压，以改善头晕、疲倦无力的症状。少吃具有降压效应的食品。

（2）每日清晨可以饮些淡盐温水，以增加饮水量，提升血容量。

（3）注意劳逸结合，保证充足的睡眠，注意休息。

（4）适当参加体育锻炼，提高身体素质，改善神经、血管的调节功能，加速血液循环。

（5）每餐不宜吃得过饱，因为太饱会使回流心脏的血液相对减少。

（6）睡觉时将枕头垫高，能缓解低血压症状。

（7）平时应保持好的情绪，戒烟酒，并进行适当的锻炼，提高免疫力。

（8）直立性低血压者改变体位时应缓慢进行，防止突然坐起与起立。

十、消化不良

消化不良是由胃动力障碍引起的疾病，包括蠕动不良的胃轻瘫和食管反流两种类型，是消化系统的常见病之一，可影响人体对营养物质的摄取，日久可使机体免疫力减弱，易患病。

消化不良主要分为功能性消化不良和器质性消化不良两种。在临床上非常常见，临床表现通常有间断或持续的上腹痛或不适、餐后饱胀、嗳气、早饱、厌食、恶心、呕吐、胃灼热、反酸等症状。

头部按摩对消化不良有很好的疗效。

头部按摩法

【有效穴位】

经穴：颊车、翳风（图4-17）。

头穴：胃区（图4-17）。

【按摩方法】

（1）餐前按揉颊车、翳风穴各30次，对调整神经内分泌功能，促进消化有帮助。

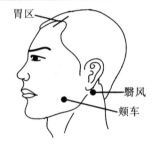

图4-17　消化不良头部按摩有效穴位

（2）用一指禅循胃区反复推揉5~10次。

耳部按摩法

【有效穴位】

小肠、脾、胃、十二指肠、皮质下、贲门、肝、胆（图4-18）。

【按摩方法】

（1）耳郭局部消毒，将莱菔子（萝卜籽）或王不留行子置于0.5厘米×0.5厘米的方形胶布中间，找准穴位，将置莱菔子的胶布对准穴位贴压，每次选3~4个穴位，两耳交替进行。

（2）每天每穴按压5~8次，使局部产生痛热胀感。每次贴敷2天，隔两天贴1次，10次为1疗程。

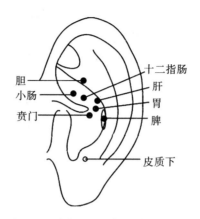

图 4-18 消化不良耳部按摩有效穴位

爱心贴士

(1) 注意生活规律的调整，避免熬夜。

(2) 食物食用前，应清洗干净，同时应合理搭配食物。

(3) 养成良好的饮食习惯，避免暴饮暴食。食物温度要正好，不要吃太冷或太热、辛辣刺激的食物。少吃油炸食物、腌制食物和生冷刺激食物。

(4) 用餐要定时定量，细嚼慢咽。注意营养的调节，日常要尽量选择易于消化的流质性食物。

(5) 最好在餐前一小时饮水，防止降低胃消化食物的功能。

(6) 胃部受凉极易发生胀气、胃功能受损等问题，为了避免出现消化不良的问题，应注意胃部保暖。

(7) 保持好的进餐心情，饭后略作休息再开始正常的工作。

(8) 饭后适当运动，以加快食物的消化。

十一、便秘

便秘是消化系统常见症状之一，可由肠道器质性疾病引起，但大多数属于单纯性（功能性）便秘，即由于排便反射失常引起的便秘。便秘的原因，除了疾病和饮食过于精细以外，运动不足和抑制排便也是便秘形成的重要的因素之一。很多人由于饭后过分忙碌或精神紧张而抑制便意，尤其是早晨起床后，不吃早餐就上班的忙碌的人，最容易引起便秘。

便秘的主要表现是排便次数减少，间隔时间延长，或排便间隔时间正常，但粪质干燥，排出困难；或粪质不干，排出不畅。便秘可伴见腹胀、腹痛、食欲减退、嗳气反胃等症。常常可在左下腹扪及粪块或痉挛之肠型。

中医学认为，便秘主要由燥热内结、气机郁滞、津液不足和脾肾虚寒所引起。头部按摩对于便秘有很好的治疗效果。

头部按摩法

【有效穴位】

经穴与经外奇穴：印堂、神庭、睛明、鱼腰、丝竹空、太阳、四白、率谷等（图4-19）。

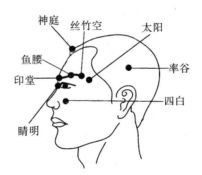

图 4-19 便秘头部按摩有效穴位

【按摩方法】

（1）拇指指腹自印堂穴推至神庭穴，速度不宜过快，反复操作 2~3 分钟。

（2）示指或中指点揉睛明、鱼腰、丝竹空、太阳、四白穴，共 3

分钟。

（3）用双手拇指螺纹面紧贴两眉头处，同时向两侧分抹至太阳穴止，逐渐向上至前发际处，反复操作2~3分钟。

（4）由前向后用5指拿头顶，至后枕部改为3指拿法，3~5次。

（5）用双手示、中、环、小指指端分别放在两侧耳尖直上两横指处的率谷穴，前后来回推动，约2分钟，然后轻叩头部结束。

耳部按摩法

【有效穴位】

肺、大肠、直肠下段、胃、脾、小肠、十二指肠、肛门、肝、心、肾（图4-20）。

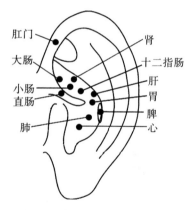

图4-20　便秘耳部按摩有效穴位

【按摩方法】

（1）常规消毒耳部，选3~4个穴位，用0.5厘米×0.5厘米的小块胶布，中间粘1粒王不留行子或莱菔子，对准穴位，将置莱菔子的胶布对准穴位贴压，两耳交替进行。每天每穴按压5~8次，以耳部有酸沉麻木或疼痛烧灼感为佳。可留置2日，至下次治疗时更换莱菔子，再选用其他穴位治疗。

（2）按压大肠、胃、脾、小肠、肛门等反射区，至局部有酸胀感为宜。

爱心贴士

　　（1）保持心情舒畅，生活要有规律，按时进餐、睡眠，不要轻易打乱生物钟。

　　（2）早晨可空腹饮用一杯凉白开水，最好能养成定时排便的习惯。

　　（3）饮食上要注意少吃辛辣刺激性食物，多吃富含纤维素的食物及新鲜的蔬菜水果。饮食不要发长期过于精细。

　　（4）合理安排生活与工作，解除压力，劳逸结合；适当参加体育锻炼。

十二、腹泻

　　腹泻是指排便次数明显超过平日习惯的频率，粪质稀薄，或含未消化食物或脓血、黏液。腹泻常伴有排便急迫感、肛门不适、失禁等症状。腹泻可直接引起脱水、营养不良，具体表现为皮肤干燥、眼球下陷、舌干燥、皮肤皱褶。腹泻分急性和慢性两类，有发热、腹痛、呕吐等症状一般为急性感染。急性腹泻发病急剧，病程在2~3周之内。腹泻超过两个月的称为慢性腹泻，常由肠道炎症、肿瘤、用药不当、情绪波动及导致消化吸收障碍的一些疾病等因素引起。

　　中医学认为腹泻主要病变在于脾胃与大、小肠的功能失调。头部按摩对慢性腹泻有很好的疗效。

头部按摩法

【有效穴位】

经穴：四白、百会（图4-21）。

头穴：胃区（图4-21）。

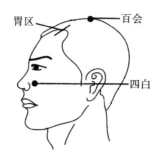

图 4-21　慢性腹泻头部按摩有效穴位

【按摩方法】

（1）用中指点揉四白、百会穴各 30～50 次，有提升中气及止泻作用。

（2）可用一指禅推胃区 5～10 次。

耳部按摩法

【有效穴位】

直肠、脾、胃、肝、胰、十二指肠、小肠、神门等（图 4-22）。

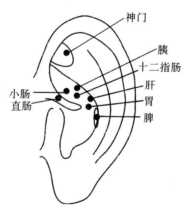

图 4-22　腹泻耳部按摩有效穴位

【按摩方法】

（1）清洁耳部后，轻揉耳郭，由下至上5~6次。

（2）用发卡点按小肠、直肠反射区，反复10次，以能耐受为度，双耳交替进行按摩。

（3）用示指端或发卡后端点按胃、脾、肝、胰、十二指肠反射区，2~3分钟。

（4）用发卡后端点按神门反射区1~2分钟，缓慢用力，至局部皮肤红润。

（5）用拇指和示指指腹反复轻揉直肠、脾、胃、肝、胰、十二指肠、小肠、神门反射区3~6次，按摩力度由轻到重，再由重到轻，均匀有渗透力地按摩，双耳交替进行。

爱心贴士

（1）要预防并纠正水及电解质平衡失调，供给充足营养，改善营养状况。

（2）饮食应有节制，忌食肥甘厚味，过于油腻饮食往往使腹泻加重。忌生冷瓜果。

（3）患者应注意保暖，不要过度疲劳，饮食生活要有规律性。

（4）长期腹泻者应查明原因，对症治疗。如是病毒引起的腹泻，要吃些容易消化吸收的清淡食物，如面条、米粥等；若为感染性腹泻，或长期腹泻而疗效不佳者，应及时去医院诊治。

（5）要避免机械性和化学性刺激，使肠道得到适当的休息，有利于健康的早日恢复。

十三、慢性胃炎

慢性胃炎是指由不同病因引起的慢性胃黏膜炎性病变或萎缩性病变，病理变化多局限于黏膜层。该病与吸烟、饮酒等外来刺激有较大关系。慢性胃炎以上腹疼痛，食后上腹部不适、饱胀、恶心、嗳气、嘈杂等为主要症状。因种类不同，临床表现也有所不同。慢性浅表性胃炎多表现为上腹不规律疼痛、腹胀、嗳气、反酸、上消化道出血等；慢性萎缩性胃炎多表现为中上腹持续性疼痛、食欲不振、舌炎、贫血、胸骨后烧灼感等。

中医认为，引发慢性胃炎的原因主要与饮食伤胃、寒邪客胃、肝气犯胃、脾胃虚寒等几方面有关，手法治疗原则为理气活血止痛。通过头部按摩可有效缓解胃脘部的不适症状。

头部按摩法

【有效穴位】

经穴与经外奇穴：百会、风池、头维、风岩、顶上回毛、插花等（图4-23）。

头穴：感觉区、胃区、胸腔区等（图4-23）。

面穴：脾穴、胃穴、脐穴等（图4-23）。

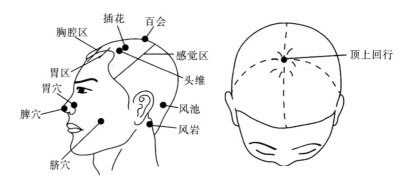

图4-23　慢性胃炎头部按摩有效穴位

【按摩方法】

（1）按揉百会、头维、风池、顶上回毛、风岩、插花各30~50次。

（2）按揉胃穴、脾穴、脐穴各100~200次。

（3）用拇指桡侧缘向下直推感觉区、胃区、胸腔区各200次。

（4）用中指指端叩击胃区200~300次，叩击感觉区、胸腔区各50~100次。

耳部按摩法

【有效穴位】

脾、胃、神门、皮质下、贲门、食道、小肠、肝等（图4-24）。

【按摩方法】

（1）将胶布剪成2厘米×0.5厘米的长方形和0.5厘米×0.5厘米的正方形。前者等距离粘4粒绿豆或小米粒，贴于贲门、食管、胃和小肠反射区；后者粘4粒，贴于肝、脾、神门、皮质下反射区。

（2）每天不定时按压，以局部有热胀痛感为度，隔日1次，10次为1疗程。

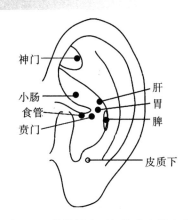

图4-24 慢性胃炎耳部按摩有效穴位

爱心贴士

（1）纠正不良的饮食习惯。饮食要有规律，三餐定时定量，少食多餐，忌食辛辣刺激性食物，适量饮用碳酸饮料。

（2）应尽量不吃或少吃含有粗纤维较多的食物，多摄入土豆、冬瓜、苹果等容易消化且纤维含量少的食物，以利于保护胃黏膜和提高其防御能力，并促进局部病变的修复。

（3）不宜食用煎炸的食品，禁止食用烈性酒、浓茶、咖啡、芥末等刺激性大的食物。

（4）保持心情舒畅，合理安排工作和休息，避免精神过度紧张和过度疲劳。

（5）禁止吸烟，以利胃炎早日治愈。

（6）不用或慎用对胃黏膜有刺激性的药物，如需服用，可在饭间或饭后服用。

（7）适当运动是增加胃肠蠕动的好办法，能有效促进胃排空，使胃肠分泌增加，消化功能增强，有助于胃炎康复。

十四、胃及十二指肠溃疡

胃及十二指肠溃疡是消化系统最常见的一种慢性疾病，临床表现以周期性发作并有规律的上腹部疼痛为特点。胃溃疡疼痛的部位常在胸骨下方，即心窝部，有时因神经传导，会放射到胸部下侧，甚至背后和肩部。由于胃溃疡与饮食有关，故大多数患者在饭后痛。除了疼痛外，有时还会反酸、呕吐，经常便秘，有时便血或吐血。十二指肠溃疡疼痛的部位在心窝部偏右方，比胃溃疡痛的部位稍向右且低一点，大多在饥饿时痛或者后半夜痛。

严重的溃疡会导致大出血而呈休克状态，也有可能迁延不愈，导致穿孔、幽门狭窄、严重膜炎等并发症，甚至危及生命。故平常如发现胃及十二指肠溃疡的征兆时，应立即去医院就诊。

头部按摩法

【有效穴位】

经穴与经外奇穴：头维、百会、风池等（图4-25）。

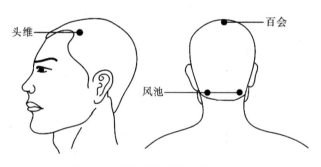

图 4-25　胃溃疡头部按摩有效穴位

【按摩方法】

（1）用拇指指端按揉头维穴、百会穴各 2 分钟，力度以有酸胀感为宜。

（2）用拇指和示指指腹相对，拿捏风池穴 1 分钟，力度宜适中，以有酸胀感为宜。

爱心贴士

（1）溃疡活动期一般不宜按摩。在进行手部按摩的同时，可在医生指导下配合适当的药物治疗。

（2）患者不应过度劳累，工作节奏过快、工作安排混乱、劳累过度、精神高度紧张会引发胃出血。

（3）患者应减少思虑，放松心情，生活规律，情绪稳定。

（4）患者应养成良好的饮食习惯，忌食过冷、过热、辛辣等刺激性食物，忌食坚硬或油腻的食物，戒烟酒。

十五、胃下垂

胃下垂主要是指胃全部下降至不正常的位置。本病多由于腹壁的紧张度发生变化，如腹壁脂肪缺乏、肌肉松弛、腹压减低所引起。身体瘦弱，胸廓狭长的人容易患胃下垂。患有胃下垂的人特征非常明显，往往身体显得单薄，前胸贴后背，手臂细长。多数患者有食欲不振、恶心、嗳气、胃痛（无规律性）、腹胀（进食后更明显，平卧后可减轻）等症状。患者可伴有全身乏力、心悸、腹泻或腹泻与便秘交替出现等。

中医学认为，胃下垂多由脾胃虚弱、中气下陷所导致。头部按摩以健脾和胃、益气举陷为原则，对治疗胃下垂有很好的效果。

头部按摩法

【有效穴位】

经穴与经外奇穴：百会、头维、百劳、四神聪、风岩（图 4-26）。

头穴：胃区、强壮区、胸腔区、足运感区（图 4-26）。

面穴：脾穴、胃穴（图 4-26）。

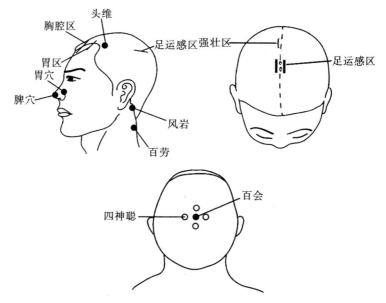

图 4-26   胃下垂头部按摩有效穴位

【按摩方法】

（1）按揉百会 400~500 次，力度宜适中。

（2）按揉头维 50~100 次，力度以产生胀痛感为宜。

（3）按揉百劳、四神聪、风岩各 100~200 次，力度宜适中。

（4）按揉脾穴、胃穴各 200~300 次，力度宜偏重。

（5）用拇指桡侧推胃区、强壮区各 300~500 次。

（6）直推足运感区、胸腔区各 50~100 次。

（7）用中指指端叩击胃区、强壮区各 50~100 次，力度宜轻重兼施，以柔和为主。

耳部按摩法

【有效穴位】

胃、交感、皮质下、脾、肝、神门（图 4-27）。

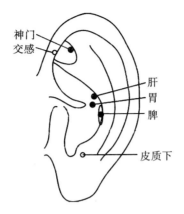

图 4-27　胃下垂耳部按摩有效穴位

【按摩方法】

（1）棒推耳部胃 4 分钟，频率为每分钟 120 次，力度以轻缓柔和为主。

（2）揉捏耳部皮质下 3 分钟，频率为每分钟 90 次，力度宜轻。

（3）棒点耳部脾、肝、交感、神门各 3 分钟，频率为每分钟 180 次，力度宜轻重兼施。

爱心贴士

（1）生活要有规律，舒畅情志，防止大怒、忧思、过度疲劳和胃部受凉等。

（2）坚持按摩能够增强体质，预防胃下垂的发生及治疗轻度胃下垂；重度胃下垂经长期自我按摩，亦能收到满意效果。

（3）加强营养，但不要暴饮暴食，宜少食多餐，少吃有刺激性、难以消化的食物，并尽可能少喝汤水。

（4）要持之以恒，坚持不懈地加强腹肌锻炼。每天早晚将做 10~20 次的深呼吸或仰卧起坐是加强腹肌、改善胃下垂简便有效的方法。

（5）纠正不良体位，睡眠时以仰卧或右侧卧为佳。

十六、慢性胆囊炎

慢性胆囊炎是一种胆囊慢性炎症病变。其发病与细菌感染、进食油腻食物、精神过度紧张以及受寒冷刺激有关。一部分为急性胆囊炎迁延而成，但大多数既往并无急性发作史。约70%的患者伴有胆结石，由于结石刺激，加上长期慢性炎症，通常会导致反复多次的急性发作。少数长期慢性胆囊炎合并胆道结石阻塞的患者，可以引起急性胰腺炎或胆汁性肝硬化的发生。慢性胆囊炎经常伴有右上腹部隐痛、腹胀、嗳气、恶心和厌食油腻食物等消化不良症状，有的患者则感右肩胛下、右胁或右腰等处隐痛。

耳部按摩法

【有效穴位】

肝、胆、胰、耳尖、内分泌、皮质下等（图4-28）。

【按摩方法】

（1）清洁耳部后，轻揉耳郭，用示指端点按肝、胆、胰反射区，各3~5分钟，可在点按的同时轻揉反射区，压力由轻到重，再由重到轻，均匀有渗透力地按摩，缓慢放松。

（2）在胰、胆反射区用重捏快松的手法，反复10次，以能耐受为度，双耳交替进行按摩。

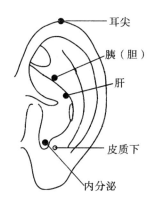

图4-28　慢性胆囊炎耳部按摩
有效穴位

（3）点压耳尖、内分泌、皮质下反射区，2~3分钟，至局部皮肤红润为佳。

（4）最后每穴用拇指和示指指腹反复轻揉5~10次，双耳交替进行，至局部有热胀感为宜。

（5）可用牙签或圆珠笔代替指端点按肝、胆、胰、耳尖、内分泌、皮质下反射区。

爱心贴士

（1）平时应保持心情舒畅，生活要有规律。

（2）患者应饮食有节，日常饮食以清淡为宜，食用清淡易消化的高碳水化合物、富含维生素、低脂肪饮食。多食绿叶蔬菜、豆类、水果及米面杂粮，忌食油腻、辛辣及不易消化之品。戒烟酒。

（3）患者应多运动。患者可习练简化太极拳，避免过度疲劳，减少病情复发。

十七、慢性肾炎

慢性肾炎也称为慢性肾小球肾炎，是指蛋白尿、血尿、管型尿、水肿及高血压等症状长期迁延不愈，超过一年以上或伴有肾功能减退的病症。慢性肾炎是临床起病隐匿、病程冗长、病情多发展缓慢的一组原发性肾小球疾病的总称，故严格说来不是一独立性疾病。慢性肾炎如果治疗不善，迁延日久，则可使肾脏组织遭到破坏，最后导致尿毒症。因此，对肾炎应于早期采取防治措施。

中医学认为本病属"水肿"、"头风"、"虚劳"等范畴。头部按摩对于慢性肾炎的治疗效果较好。

头部按摩法

【有效穴位】

经穴与经外奇穴：头维、百会、风池等（图4-29）。

【按摩方法】

用拇指指端按揉头维、百会、风池穴各1分钟。

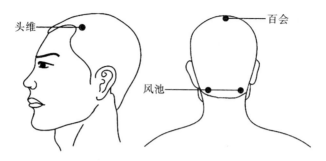

图 4-29　慢性肾炎头部按摩有效穴位

耳部按摩法

【有效穴位】

肾、膀胱、艇中、三角窝部（图 4-30）。

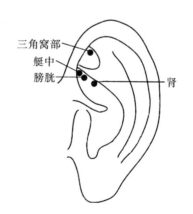

图 4-30　慢性肾炎耳部按摩有效穴位

【按摩方法】

（1）按摩肾穴、膀胱穴各 3 分钟，压力 0.25 千克，频率每分钟 60 次。

（2）棒揉艇中穴 3 分钟，压力 0.15 千克，频率每分钟 60 次。

（3）用指推耳甲艇部 3 分钟，压力 0.3 千克，频率每分钟 75 次。

爱心贴士

（1）养成良好的生活习惯，劳逸结合，不要过度疲劳，保证睡眠充足，调节情志，保持良好的精神状态。

（2）治疗过程中，应动态监测病情变化，防止病情恶化，必要时去医院治疗。有效清除体内的慢性病灶，预防感冒及泌尿系感染。

（3）视患者有无高血压及水肿，分别给予低盐、无盐饮食。

（4）预防感染、调整机体的免疫功能。尽量少去公共场所，注意饮食及个人卫生。

（5）治疗感染时应合理使用抗菌药，避免长期服用链霉素、卡那霉素、四环素、庆大霉素等各种肾毒性药物。避免使用对肾脏有害的药物。

（6）积极控制高血压、高血脂、高血糖及其他影响肾脏的因素。

（7）与医生密切配合遵从医嘱，坚持用药，不随意减量、换药及停药等。

（8）患者饮食应富于营养，谷类宜吃赤豆粥、薏苡仁粥等；肉类可食牛肉、瘦猪肉、鲤鱼、鲫鱼等；蔬菜宜吃冬瓜、葫芦、荸荠等。忌食咸、油脂、肥肉、海腥、咸寒食物。膳食中应增加维生素 B、维生素 B_2、维生素 A 及维生素 C 等营养素。

（9）要经常进行适度的体育锻炼，增强自身抵抗力。预防慢性肾炎的发生，最主要的就是要加强锻炼，提高自身免疫力，以防止感染后自身免疫反应的发生，常见的锻炼方式有长跑、登山、划船、跳舞等。

十八、甲状腺功能亢进症

甲状腺功能亢进症，简称"甲亢"，是一种由多种原因引起的甲状腺激素分泌过多的常见内分泌疾病，多见于中青年女性。甲亢的主要临床症状有甲状腺肿大、食欲亢进、体重减轻、心动过速、容易激动、出汗、怕热、手抖、耳鸣、突眼等。若甲亢症状长期得不到有效控制，可导致甲亢性心肌病等并发症。

中医将甲亢归属"瘿气"范畴，认为七情内伤，禀赋不足是导致本病发生的主要原因。头部按摩对弥漫性甲状腺肿的疗效较好。

头部按摩法

【有效穴位】

经穴与经外奇穴：百会、睛明、攒竹、神庭、丝竹空、率谷、瞳子髎、翳风、风池、太阳、印堂、桥弓、安眠、百劳、四神聪（图4-31）。

头穴：足运感区、视区、感觉区、晕听区（图4-31）。

面穴：首面穴、心穴、肝穴、肾穴（图4-31）。

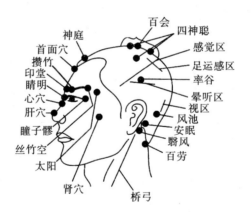

图4-31　甲状腺功能亢进症头部按摩有效穴位

【按摩方法】

（1）用双手拇指桡侧缘交替推印堂至神庭30~50次。

（2）用双手拇指螺纹面分推攒竹，至两侧太阳穴30~50次，力度适中。

（3）用拇指螺纹面按揉百会、攒竹、睛明、丝竹空、神庭、瞳子髎、印堂、四神聪、百劳、安眠、翳风各 50~100 次，力度适中。

（4）用拇指桡侧缘直推足运感区、视区、感觉区、晕听区等各 50~100 次。

（5）按揉首面穴、心穴、肝穴、肾穴各 50~100 次。

（6）用双手大鱼际按揉太阳穴 30~50 次。

（7）以率谷为重点扫散头侧面左右各 30~50 次。

（8）拿捏风池 10~20 次，以局部有轻微的酸胀感为宜。

（9）用拇指螺纹面向下直推桥弓，先左后右，每侧 10 次。

（10）由前向后用五指拿头顶，至后头部改为三指拿，顺势从上向下拿捏项肌 3~5 次。

耳部按摩法

【有效穴位】

甲状腺、神门、脑点、内分泌、肾上腺、颈椎、交感（图 4-32）。

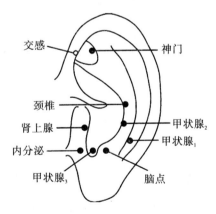

图 4-32　甲状腺功能亢进症耳部按摩有效穴位

【按摩方法】

（1）用双手示指和拇指指端着力相对捏揉或掐揉两耳有效穴位。

（2）指点耳中交感穴 3 分钟，频率为每分钟 90 次，力度适中。

（3）棒推耳部神门穴 3 分钟，频率为每分钟 90 次，力度轻缓柔和。

（4）棒揉耳部肾上腺穴 3 分钟，频率为每分钟 75 次，力度适中。

（5）棒推颈椎、甲状腺$_1$、甲状腺$_2$、脑点、甲状腺$_3$各 3 分钟，频率为每分钟 75 次，手法轻重兼施，力度适中。

爱心贴士

（1）甲亢治疗应以药物等综合疗法为主，辅以手部按摩效果会更好。

（2）甲亢患者要保持精神愉快，避免情绪激动，保证适当休息。

（3）甲亢患者注意饮食营养，多食新鲜蔬菜，少进肥腻、辛辣的食物。饮食上不适合多吃海带、海虾等富含碘的食物，因其能促使肿大的甲状腺组织更加硬化难消。应适当补充营养物质如糖、蛋白质、B 族维生素和维生素 C 及矿物质供给，尤钾、钙、磷等微量元素。

（4）甲亢患者应戒烟酒，忌浓茶或咖啡，以避免代谢加快，产生兴奋，加重甲亢症状。

（5）甲亢患者平时注意锻炼身体，练习简化太极拳或强壮功对甲亢治疗有帮助。

十九、肥胖症

肥胖症是指体内脂肪堆积过多和（或）分布异常、体重增加，是包括遗传和环境因素在内的多种因素相互作用所引起的慢性代谢性疾病。肥胖症可始于任何年龄，但以 40~50 岁女性多见。导致肥胖的因素可分为内因和外因两种。内因是指体内调节异常，包括遗传、神经精神和内分泌等因素；外因是指饮食和活动不平衡，包括饮食情况、生活习惯、职业及社会环境等因素。

人体标准体重的计算公式是：

男性平均体重（千克）= 身高（厘米）-105

女性平均体重（千克）= 身高（厘米）-100

一般而言，超过标准体重的 10%，称为过重；超过标准体重 20%～30% 者为轻度肥胖；超过 30%～50% 者为中度肥胖；超过 50% 则为重度肥胖。肥胖症可发于任何年龄，但以 40～50 岁的女性多见。

头部按摩有较好的减轻体重效果，而且不会产生不良反应。对于内分泌失调引起的肥胖症，头部按摩重在调节内分泌功能，从而调节体内的脂肪代谢；对于因摄食过多引起的肥胖症，头部按摩重在调节胃肠道的功能，减少食物的摄入，从而减少脂肪的堆积。

头部按摩法

【有效穴位】

经穴与经外奇穴：头维、率谷、角孙、翳风、印堂、神庭、风池、天柱等（图 4-33）。

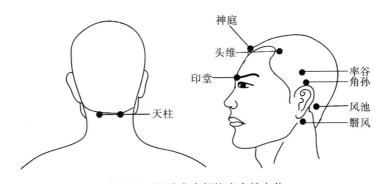

图 4-33　肥胖症头部按摩有效穴位

【按摩方法】

（1）用拇指指端按揉头维、率谷、角孙、翳风各 1～2 分钟。

（2）以中等力度用拇指桡侧缘直推印堂至神庭穴，反复操作 1～2 分钟。

（3）用中指指端叩击头顶部，以被按摩者的耐受力为度，速度不宜过快。

（4）用力拿捏风池 20~30 次，以局部有较强烈的酸胀感为佳。

（5）拿捏天柱、风池、颈部肌肉各 10~20 次，以局部有轻痛感为宜。

（6）由前向后用 5 指拿头顶，至后枕部改为 3 指拿法，3~5 次。

以上头部按摩一般 1 天 1 次，30 天为 1 个疗程。

耳部按摩法

【有效穴位】

内分泌、胃、肺、脾、神门、肝、胆、肾、小肠等（图 4-34）。

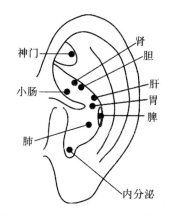

神门　小肠　肺　　肾　胆　肝　胃　脾　内分泌

图 4-34　肥胖症耳部按摩有效穴位

【按摩方法】

（1）每次选 2~3 个穴位，操作时先对耳穴部位的皮肤用 75% 乙醇棉球消毒。将莱菔子或王不留行子或绿豆，放于 0.5 厘米×0.5 厘米的方形胶布中心，贴压在选定的穴位上。

（2）拇指和示指相对用力按揉穴位，每天按压 6~8 次，每次每穴 2~3 分钟，以有微胀痛感为度。贴压 2~3 天为一次，夏季可缩短贴压时间，休息 1 天后再贴压第 2 次，一般 10 次为 1 个疗程。

爱心贴士

（1）肥胖症患者的日常生活要有规律，起居有节，保持排便通畅。

（2）肥胖症患者应适当加强体育锻炼，常见的运动方式有快走、慢跑、打球、俯卧撑、爬楼梯等。

（3）肥胖症患者必须控制饮食，特别是高脂肪、高糖类和高热量饮食，多食蔬菜、水果等含纤维量多的食物。患者用餐时细嚼慢咽，减少食物的摄入量。

（4）肥胖症患者应戒酒，不饮或少饮咖啡、浓茶，限制含糖饮料。患者应多饮水，促进新陈代谢。

二十、糖尿病

糖尿病又称消渴症，是常见的内分泌代谢病之一，是一种有遗传倾向的、由胰岛素相对分泌不足或胰高血糖素不适当地分泌过多而引起的以糖代谢紊乱、血糖增高为主要特征的全身慢性代谢性疾病。糖尿病主要表现为血糖升高和糖尿。临床上主要出现多饮、多尿、多食和体重减轻，即"三多一少"的症状。此外，还伴有蛋白质、脂肪、水及电解质紊乱。治疗糖尿病的原则有三条，一是减轻病损胰岛的负担，二是用药物替代体内分泌的胰岛素，三是减慢或减少并发症的发生。

中医学认为糖尿病是由于饮食不节、情志不调、恣性纵欲、热病火燥等原因造成。创伤、精神刺激、多次妊娠以及某些药物（肾上腺糖类皮质激素、女性避孕药等）是诱发或加重此病的因素。

头部按摩对糖尿病的治疗主要是调节中枢神经系统的功能，通过神经-体液调节机制，激发各内分泌腺功能的活性，特别是胰岛分泌功能的活性，使其分泌功能趋向恢复。需要说明的是，头部按摩对糖尿病只是一种辅助康复治疗，不能完全替代药物治疗。

头部按摩法

【有效穴位】

经穴与经外奇穴：印堂、太阳、睛明、四白、风池等穴（图4-35）。

【按摩方法】

（1）四指并拢分抹前额至头两侧，反复操作2分钟。

（2）示指指腹按揉印堂、太阳、睛明、四白穴各1分钟。

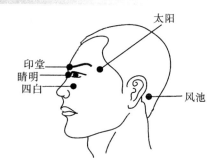

图4-35　糖尿病头部按摩有效穴位

（3）双手拇指指端压在风池穴上，逐渐用力，按揉2分钟，以产生局部酸胀感为佳。

（4）拇指置于头顶前部，其余四指指端扫散头侧部，左右各30次，此法可用梳子梳头来代替。

（5）五指由前向后拿捏头顶，至后头部改为三指拿捏法，顺势由上向下拿捏颈项部，反复操作3~5次。

耳部按摩法

【有效穴位】

胰、神门、内分泌、皮质下、肺、胃、肾、肝、脾等穴（图4-36）。

【按摩方法】

（1）每次取2~4穴，将王不留行子1粒，置于0.5厘米×0.5厘米的方胶布上，贴敷于耳穴上，用示指、拇指捻压至酸沉麻木或疼痛为佳，每日按压3~5次。

（2）每次贴一侧耳，两耳交替，每次贴敷两天，每周贴敷2次，10次为1疗程。疗程间隔5~7天。因糖尿

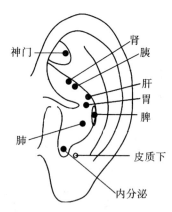

图4-36　糖尿病耳部按摩有效穴位

病患者皮肤破损不易愈合，所以按揉时应轻柔，如皮肤敏感，应缩短贴压时间，以免损伤皮肤。

爱心贴士

（1）糖尿病患者要养成有规律的生活习惯，适当参加力所能及的体力活动，但不得过劳。

（2）随时注意自己的体重，身材较肥胖者应减轻体重，进行适量的锻炼，如坚持多做游泳、散步、骑车、慢跑、打太极拳等有氧运动方式。

（3）糖尿病患者饮食宜清淡，多吃新鲜蔬菜水果，控制糖的摄入，尽量少吃高脂肪、高胆固醇的食物，以免增高血糖。患者应禁止喝酒，酒精与降糖药物一起服用容易产生不良反应，甚至发生低血糖症。

（4）原来用药治疗者绝不可断然停药，可在医生指导下适当减少药量。降糖药物不宜与其他药物同时服用，如果必须服用其他药物时，应该咨询专业医师后再加以选择。

（5）要保持精神愉快，对血糖稳定很重要。情绪紧张、压抑或激动等，均可影响脑垂体、肾上腺及胰岛功能、导致血糖升高。

二十一、中暑

中暑是指在烈日之下，或高热，或热辐射的环境中长时间的停留或工作所引起的体温调节功能紊乱。中暑常常在体弱或体力过于疲劳的情况下发生。根据中暑程度的不同，可分为轻症和重症两种。轻症可出现头痛、头晕、胸闷、恶心、高热、烦躁不安、口渴、汗闭、全身疲乏和酸痛；重者除上述症状外，还可出现汗多、肢冷、面色苍白、心慌气短，甚至神志不清、昏迷、四肢抽搐、腓肠肌痉挛以及周围循环衰竭等现象。轻者应当立即到通风凉爽处休息，多喝含盐饮料，外擦清凉油在太阳穴，或服仁丹数粒，即可恢复。若是晕倒的患者，也应当送到通风阴凉处，再进行相应的按摩疗法。

头部按摩法

【有效穴位】

经穴与经外奇穴：太阳、人中、素髎、百会（图4-37）。

头穴：感觉区、安神区（图4-37）。

面穴：首面穴、心穴（图4-37）。

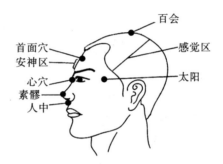

图4-37　中暑头部按摩有效穴位

【按摩方法】

（1）用拇指指甲切压人中、素髎各1~2分钟，力度轻重兼施，以偏重为主。

（2）点按太阳、百会、印堂、首面穴、心穴各100~200次，力度宜适中。

（3）直推感觉区50~100次，力度要轻柔。

耳部按摩法

【有效穴位】

心、耳尖（图4-38）。

【按摩方法】

（1）指振耳部心穴6分钟，频率每分钟180次，力度要轻。

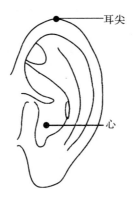

图 4-38　中暑耳部按摩有效穴位

（2）扯耳尖穴 6 分钟，频率每分钟 90 次，力度宜适中。

爱心贴士

（1）中暑后立即把患者转移至阴凉处或空调室中，并给予物理降温。

（2）重症者迅速降温，头部戴冰帽，颈两侧、腋下、腹股沟大动脉附近放冰袋，静脉注射复方氯丙嗪。

（3）平时要做好防暑工作，在高温环境中工作时要多次饮淡盐凉开水，使体内保持水分。

（4）夏日避免太阳的直射，外出要戴太阳帽等。

（5）中暑患者应防治合并症，控制感染。

二十二、眩晕

眩晕，通常称为头昏眼花，是一种常见的症状，是人体对空间的定向感觉障碍或平衡感觉障碍。眩晕发作时的特征是常常会感到天旋地转的晕，甚至恶心、呕吐、冒冷汗等自主神经失调的症状。最常见的是梅尼埃病、贫血、高血压、动脉硬化、颈椎病、神经官能症等。眩晕可由迷路、前庭神经、脑干、小脑病变及全身性疾病引起。

中医认为，本病虚者居多，如阴虚则肝风内动，血少则脑失所养，气虚则清阳不升，精亏则髓海不足，均易导致眩晕。另外，如肝阳上亢化风，痰浊壅遏，或痰火上蒙也可形成眩晕。

头部按摩治疗眩晕具有一定疗效。但患者必须配合医生查明原因，积极治疗原发病，头部按摩可作为综合治疗中的一个辅助方法。临床治疗表明，内耳性眩晕、迷路炎、晕动病、基底动脉供血不足和全身疾病引起的眩晕，运用头部按摩配合中药等方法治疗，效果较好。

头部按摩法

【有效穴位】

经穴与经外奇穴：印堂、神庭、太阳、百会、四神聪、晴明、角孙、率谷、风池、风府等（图 4-39）。

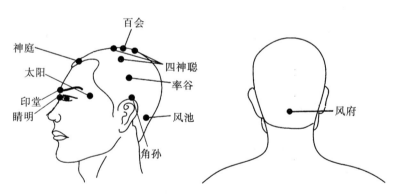

图 4-39　眩晕头部按摩有效穴位

【按摩方法】

（1）拇指指腹至印堂推至神庭 20 次。

（2）用双手大鱼际从前额正中间抹向两侧，在太阳穴处按揉 3 次，至有轻痛感为宜，反复 10~20 次。

（3）示指、中指螺纹面按揉百会、太阳、四神聪、睛明、角孙、率谷穴各 2 分钟。

（4）用力拿捏风池穴，点揉风府穴，各 2 分钟。

（5）拇指桡侧缘，以率谷为中心扫散头部两侧胆经各 30 次，然后叩击头部各区 2 分钟。

（6）由前向后用五指拿头顶，转至后头部时改为三指拿，顺势从上向下拿捏项部肌肉 5~10 次。

耳部按摩法

【有效穴位】

心、枕、神门、肝、交感、肾、皮质下、内分泌等（图 4-40）。

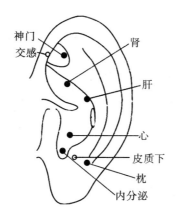

图 4-40　眩晕耳部按摩有效穴位

【按摩方法】

（1）每次选 2~3 穴，将六神丸或王不留行子等颗粒状物，置于 0.5 厘米×0.5 厘米的方形胶布上，选准穴位，贴于所选耳穴处。

（2）拇指和示指相对用力按压贴敷的穴位处，每天按压 6~8 次，每次按压手法由轻到重，以有热胀痛感且能忍受为度。每两天更换 1 次，两耳交替操作，夏季或皮肤敏感者，可缩短贴压时间，如症状较重可增加按揉次数。

爱心贴士

（1）养成正常起居习惯，保持良好的心态与愉悦乐观的心情，避免劳累过度。

（2）工作与生活中不要过于忧虑，不要给自己添加很大的心理压力，避免精神刺激。

（3）定期测量血压，戒烟酒，慎房事，保持心情舒畅，避免精神刺激。

（4）在饮食方面，应多吃清淡的食物，少吃高脂肪、含盐量过高、甜食或非常油腻的食物，戒烟少酒。

（5）进行适度体育锻炼，多参加一些简单的娱乐活动，以此转移注意力。

（6）眩晕发作时，宜平卧闭目，需保持环境安静。眩晕反复发作者，不宜高空或水上作业。

（7）坐车或坐船前半小时，刺激手部反射区，尤其对胃反射区的按摩，可预防眩晕。坐车船时，口内含生姜片可减轻症状。

（8）高血压者如突发眩晕，应考虑中风的先兆。

二十三、贫血

贫血主要是指红细胞数量减少和血红蛋白含量降低。形成贫血的主要原因为造血功能不良、溶血性贫血、急慢性失血。贫血初起时并无明显临床表现，随着病情的进展，各种贫血可相继出现头晕、乏力、易倦、视物模糊耳鸣、记忆力减退的症状。重者可见眩晕、晕厥、活动后心悸、气短、舌淡、食欲不振、恶心呕吐、面色苍白、毛发干燥、脱落等表现。

各种原因引起的贫血均属于中医"血虚"的范畴，病理变化涉及心、肝、脾、肾等脏，治疗应以补血益气为主。

头部按摩法

【有效穴位】

经穴与经外奇穴：百会、风府、风池、印堂、神庭、攒竹、阳白、太阳等（图4-41）。

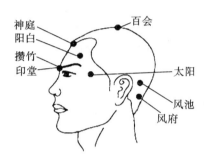

图4-41　贫血头部按摩有效穴位

【按摩方法】

（1）按揉百会、风府、风池各30~50次，力度以产生酸痛感为宜。

（2）交替推印堂至神庭30~50次，力度以产生胀痛感为宜。

（3）用双手拇指指端分推攒竹，经阳白穴，至两侧太阳穴30次。

（4）以率谷为中心，扫散头侧面左右各30~50次，力度以胀痛感为宜。

耳部按摩法

【有效穴位】

交感、肾、肝、内分泌等（图4-42）。

【按摩方法】

（1）指点耳部交感穴5分钟，频率每分钟90次，力度宜偏重。

（2）指揉耳部肾穴、肝穴各3分钟，频率每分钟75次，力度宜适中。

（3）揉捏内分泌穴3分钟，频率每分钟90次，力度宜轻缓柔和。

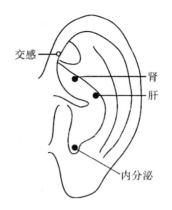

图 4-42　贫血耳部按摩有效穴位

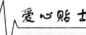

（1）患者应当加强饮食营养，食物多样化，注意多吃一些含铁及蛋白质较多的食物，例如绿色蔬菜、精瘦肉、大豆、动物肝等。忌食辛辣刺激、生冷不易消化的食物，严禁暴饮暴食。

（2）生活起居要有规律，忌酒烟，注意身体保暖。

（3）劳逸结合，进行适当的体育活动。

二十四、失眠

失眠又称为"不寐"，是以经常不易入睡，或者睡后易醒，或者睡后梦多，严重者彻夜不眠为主要特征的神经功能性疾病。引起失眠的原因很多，比如躯体疾病、精神情感因素、生活方式以及环境因素等，使大脑皮质兴奋与抑制失调、功能紊乱导致难以入睡而产生失眠。神经衰弱也是失眠的一大原因。因为工作的关系，长期睡眠不足，最终可导致神经衰弱，而神经衰弱又反过来影响睡眠。

中医学认为，无论何种原因导致的失眠，主要的病理机制都是脏腑功能失调。如心脾两虚、心肾不交、阴虚火旺、肝阳上亢、心胆气虚、脾胃不和等均可内扰心神而致失眠。

头部按摩防治失眠安全有效，主要是通过刺激相应穴位来调整各脏腑功能。

头部按摩法

【有效穴位】

经穴与经外奇穴：百会、风池、天柱、瞳子髎、睛明、神庭、攒竹、太阳、四神聪、印堂等（图4-43）。

头穴：感觉区（图4-43）。

面穴：首面穴等（图4-43）。

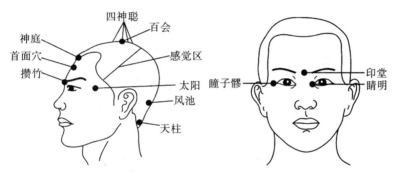

图4-43　失眠头部按摩有效穴位

【按摩方法】

（1）用双手拇指桡侧缘交替推印堂至神庭30~50次。

（2）用双手指腹分推攒竹至两侧太阳穴30~50次。

（3）按压头顶百会穴50~100次，力度适中。

（4）按压头部太阳、风池、天柱各50次，力度轻柔为宜。

（5）用拇指指腹按揉四神聪、首面穴30~50次。

（6）捏揉眼部睛明、瞳子髎穴各30~50次，力度以酸痛为宜。

（7）用拇指桡侧缘推按感觉区50~100次。

（8）由前向后用五指拿头顶，至后头部改为三指拿，顺势从上向下拿捏项肌3~5次。

（9）用双手大鱼际从前额正中线抹向两侧，在太阳穴处按揉3~5次，再推向耳后，并顺势向下推至颈部。连做3遍。

耳部按摩法

【有效穴位】

神门、心、肾、肝、脾、胃、内分泌、皮质下等（图4-44）。

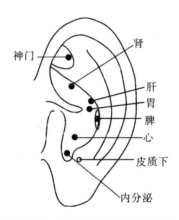

图4-44　失眠耳部按摩有效穴位

【按摩方法】

（1）清洁耳部，轻揉耳郭，用示指和拇指指腹反复摩擦5~10次。

（2）示指端或尖状物点按神门、心、肝、肾反射区，各2~3分钟，力度由轻到重，再由重到轻，均匀按摩，至局部有热胀感最佳，双耳交替进行。

（3）点按脾、胃、内分泌反射区各1分钟，以被按摩者可耐受为度，双耳交替进行按摩。

（4）最后在每个穴位用示指和拇指指腹反复摩擦，力度适中，重复3次，缓慢结束。

爱心贴士

（1）患者应调整并缓和生活节奏，避免精神紧张，消除心理压力，保持心情舒畅，避免劳累。保持乐观、知足常乐的良好心态。

（2）患者起居和饮食要有规律性，饮食应清淡，多吃蔬菜、水果，多吃补脑安神的食物，如小米、红枣、樱桃等。忌烟酒。

（3）患者应适当加强体育锻炼。每天运动1~2次，每次20~30分钟，非常有助于睡眠。根据自己的身体状况制订运动计划，最好在清晨或下午进行，不要在睡前运动，以免身体兴奋反而难以入睡。

（4）睡前用热水泡足20~40分钟，清除环境噪声干扰，既可消除疲劳，又有助于安眠。

（5）临睡时饮适量热牛奶或莲子粥可帮助入睡。

二十五、面瘫（面神经麻痹）

面瘫即面神经麻痹，俗称口眼歪斜，以口眼向一侧歪斜为主症的一种常见病，任何年龄、任何季节都可以发病。自主神经功能不稳定，心理因素是导致面瘫的因素之一，有相当一部分患者发病前存在身体疲劳、精神紧张、睡眠不足或者身体不舒服等情况。面瘫起病急，多在感染风寒或病毒感染后、晨起时发现口角偏向健侧，一侧面部呆滞、麻木、瘫痪，表现出不能皱眉、鼓腮漏气、眼睑不能闭合、额纹消失等症状。

头部按摩治疗面瘫效果很好，治疗越早，疗程越短。

头部按摩法

【有效穴位】

经穴与经外奇穴：颊车、地仓、人中、翳风、风池、颧髎、四白、攒竹、阳白、太阳、下关、牵正、安眠、桥弓等（图4-45）。

头穴：运动区（图4-45）。

面穴：首面穴、肝穴、胃穴、脾穴（图4-45）。

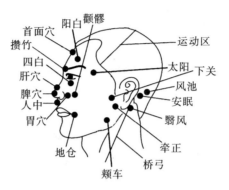

图 4-45　面瘫头部按摩有效穴位

【按摩方法】

（1）双手示指指腹按揉颊车、地仓、人中各 50~100 次，力度偏重，以产生强烈的胀痛感为宜。

（2）双手示指点揉或拿捏翳风、风池各 10~20 次，以局部有较强的酸胀感为宜。

（3）双手示指按揉颧髎、四白、攒竹、阳白、太阳、下关、百会、牵正、安眠各 50~100 次，力度适中。

（4）按揉首面穴、肝穴、胃穴、脾穴各 200 次，力度轻重兼施，以轻柔为主。

（5）用拇指桡侧缘直推运动区 100 次，力度适中。

（6）用拇指螺纹面向下直推桥弓，先左后右，每侧 10 次。

（7）从攒竹开始，以拇、示指相对提捏，自内向外，自下而上，反复数遍。

（8）提捏眼周组织，主要是患侧眼周、沿眼睑上下提捏，反复数遍。

（9）双手搓热后搓擦面部 2 分钟，频率为每分钟 90 次，力度适中。

耳部按摩法

【有效穴位】

面颊、皮质下、口、眼、内分泌、额、神门（图4-46）。

【按摩方法】

（1）清洁耳部后，轻揉耳郭，由下至上5~6次，至皮肤红润。

（2）在面颊、皮质下用重度点掐的手法，反复10次，以患者耐受为度，双耳交替进行按摩。

（3）点按口、眼、额反射区各2分钟，以局部有轻胀痛感为宜。

（4）提捏神门、内分泌反射区各2分钟，力度适中，在患者耐受范围内逐渐加力，至局部皮肤红润。

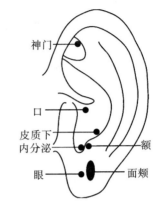

图4-46　面瘫耳部按摩有效穴位

（5）轻揉每穴5~6次，持续3~5分钟，力度由轻到重，再由重到轻，缓慢结束。

爱心贴士

（1）宜温水洗脸，避风寒，可以配合患部热敷。

（2）患者宜自行按摩瘫痪的面肌，并且适当地进行功能锻炼。

（3）眼睑闭合不全者，每日点眼药水2~3次，以防感染。

（4）治疗期间，忌长时间看电视、电脑，以防用眼过度，导致眼疲劳，影响疗效。

（5）恢复期，患者可进行功能锻炼，如对镜做蹙眉、皱眉、皱鼻、露齿、闭眼、拉口角等面部表情肌锻炼，可缩短病程。

（6）冬季外出应戴口罩，避免面部受风寒。

二十六、神经衰弱

神经衰弱是一种常见的神经病症，是由于大脑神经活动长期处于紧张状态，导致大脑兴奋与抑制功能失调而产生的一组以精神易兴奋、脑力易疲劳、情绪不稳定等症状为特点的神经功能性障碍。患者多见于中青年人，脑力劳动者居多。男性患者有遗精、阳痿及早泄等症状；女性患者有月经不调、性功能减退等症状。

与神经衰弱发病有关的精神因素，包括工作和学习过度紧张、忙乱，休息和睡眠长期无规律，思想矛盾持久不能解决，以及伴随这些因素的思想负担和不愉快情绪。躯体有消耗性疾病时也会增加神经衰弱发生的倾向。头部按摩对治疗神经衰弱有很好的疗效。

头部按摩法

【有效穴位】

经穴与经外奇穴：百会、睛明、神庭、率谷、头维、风池、天柱、太阳、印堂、四神聪、安眠、攒竹、鱼腰（图4-47）。

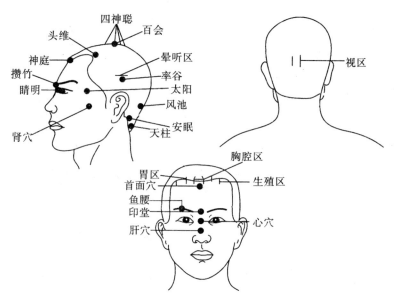

图 4-47　神经衰弱头部按摩有效穴位

头穴：晕听区、视区、胸腔区、胃区、生殖区（图 4-47）。

面穴：首面穴、心穴、肝穴、肾穴（图 4-47）。

【按摩方法】

（1）双手拇指指腹交替推印堂至神庭 10~20 次，以局部有微热感为宜。

（2）双手拇指螺纹面分抹攒竹穴，经鱼腰至两侧太阳穴各 10~20 次，推按速度不宜过快。

（3）用拇指螺纹面按揉百会、头维、睛明、率谷、安眠、四神聪各 30~50 次，力度适中。

（4）拿捏天柱、风池、颈部肌肉各 10~20 次，以局部有轻痛感为宜。

（5）用双手拇指指端按揉两侧太阳穴 30~50 次，力度以产生胀痛感为宜。

（6）按揉首面穴、心穴、肝穴、肾穴各 30~50 次，力度适中。

（7）用拇指桡侧缘向上推按胸腔区、视区、晕听区、生殖区、胃区各 50~100 次，力度适中。

（8）由前向后用五指拿头顶，至后枕部改为三指拿法，3~5 次。

耳部按摩法

【有效穴位】

神门、心、内分泌、脾、胃、肝、胆、皮质下等（图 4-48）。

【按摩方法】

（1）每次取 2~4 穴，将王不留行子或莱菔子 1 粒，置于 0.5 厘米×0.5 厘米的方形胶布上，找准穴位，贴敷于耳穴上，用示、拇指捻压至酸沉麻木或疼痛为佳，每日按压 4~6 次。

（2）每次贴一侧耳，两耳交替，每次贴敷 2 天，夏季 1 天更换 1 次，10 次为 1 疗程。

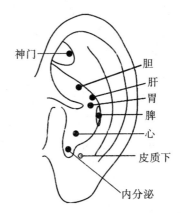

图 4-48　神经衰弱耳部按摩有效穴位

爱心贴士

(1) 改善生活和工作环境，减少紧张刺激。要注意劳逸结合，避免长期紧张而繁重的工作，必要时可减轻学习或工作量，待疾病缓解后，再恢复原来的学习和工作。

(2) 睡前不宜摄入其他对神经有刺激作用的食物。

(3) 忌食甜食，甜食是让神经系统兴奋的食物，食用后会增加大脑兴奋度，加重病情。

(4) 定期进行体育锻炼，多参加有益的社会活动。定期运动有益于治疗神经衰弱，运动是对付压力的最好缓解剂，能消耗一些紧张时所分泌的化学物质，还可放松肌肉。适宜的运动有散步、慢跑、练太极拳或气功等。

二十七、坐骨神经痛

坐骨神经痛是指坐骨神经病变，沿坐骨神经通路即腰、臀部、股（大腿）后、小腿后外侧和足外侧发生的疼痛症状群。坐骨神经痛多为慢性，病程缠绵，根治时间较长，多见于中老年男子，以单侧较多，患者首先感到下背部酸痛和腰部僵直，或者在发病前数周，在走路和运动时下肢有短暂的疼痛，后逐步加重而发展为剧烈疼痛。疼痛由腰部、臀部或髋部开始，向下沿股后侧、腘窝、小腿外侧和足背扩散，可伴烧灼样或针刺样疼痛，夜间会加重。

中医学认为，本病属于"痹证"范畴，多因风寒湿邪侵袭、阻滞经络所致；或椎间盘突出，坐骨神经附近各组织的病变如髋关节、骶髂关节疾病，脊椎炎，肌炎，子宫癌及前列腺癌，腰骶脊髓及其神经根的肿瘤等均能引起。

耳部按摩法

【有效穴位】

心、皮质下、神门、臀、坐骨神经、腰骶椎、肾上腺等（图4-49）。

【按摩方法】

（1）清洁耳部后，轻揉耳郭，由下至上3~6次。

（2）点揉臀、坐骨神经、心、皮质下反射区，反复10次，以可以耐受为度，双耳交替进行按摩。

（3）在腰骶椎、肾上腺反射区用向上重提向外轻拉的手法，按摩2~3分钟。

（4）点按神门反射区2~3分钟，至局部皮肤红润。

（5）拇指和示指指腹反复轻揉上述反射区5~10次，按摩力度由轻到重，再由重到轻，手法要均匀、柔和、有渗透力，双耳交替进行。

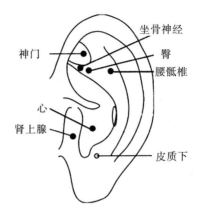

图4-49 坐骨神经痛耳部按摩有效穴位

爱心贴士

（1）患者在坐骨神经痛治疗期间若配合按摩10~20分钟，每天1次，效果更好。

（2）患者应注意保暖防潮，防止风寒湿邪侵袭。防止细菌及病毒感染。

（3）坐骨神经痛发病期间，应睡硬板床，并以卧床休息为主，有助于缓解症状，但卧床时间不宜超过3~4周，当症状缓解时，可逐渐下床锻炼。

（4）饮食有节，起居有常，戒烟限酒，增强体质；积极治疗原发病，病情好转后要配合适当的功能锻炼。平时注意活动和劳动姿势。

第二节　常见外科疾病的头部按摩

一、肩周炎

肩周炎全称为"肩关节周围炎"，又称"五十肩"、"漏风肩"或"冻结肩"，是以肩关节疼痛和功能障碍为主要症状的常见病症。本病好发于50岁左右，女性发病率略高于男性，多见于体力劳动者。肩周炎起病缓慢，多数无外伤史，病程较长，表现为肩部疼痛，可放射到颈部、前臂和手，可引起肌肉痉挛。晚间疼痛加剧，常半夜疼醒，穿脱上衣时疼痛加剧，严重者甚至不能洗脸、梳头，肌肉无力，肩关节活动受限，尤其是外展、后伸等动作。

中医学认为，本病的发生是由于肝肾亏损，气血虚弱，血不荣筋，或外伤后遗，痰浊瘀阻，复感风寒湿邪，使气血凝滞不畅，筋脉拘挛而致。

头部按摩对肩周炎有很好的疗效。手法治疗原则是舒筋通络、活血止痛、滑利关节、松解粘连，改善肩关节活动功能。

头部按摩法

【有效穴位】

经穴与经外奇穴：风府、风池、天柱等（图4-50）。

【按摩方法】按揉风府、风池、天柱穴各50~100次，力度适中。

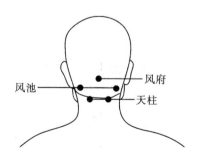

图4-50　肩周炎头部按摩有效穴位

耳部按摩法

【有效穴位】

肩、神门、锁骨、肝、肘 等（图 4-51）。

【按摩方法】

（1）清洁耳部后，先轻揉耳郭，均匀按摩，至局部皮肤红润。

（2）点压肩、锁骨、肘反射区 3~5 分钟，力度由轻到重，以可以耐受为度。

（3）在肩、锁骨反射区用捏揉的手法，重复 10 次，双耳交替进行按摩。

（4）点压神门、肝反射区各 1~2 分钟，力度适中，不可过重。

（5）反复摩擦上述重点穴位，每穴 2~3 次，缓慢放松，至局部皮肤红润、有热感最佳。

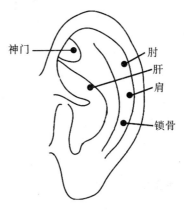

图 4-51　肩周炎耳部按摩有效穴位

爱心贴士

（1）肩周炎治疗期间，避免提重物，重视保暖防寒，勿使肩部受凉。

（2）每天做肩部活动锻炼，早晚各一次，每次 10~20 分钟。要持之以恒，循序渐进，幅度要由小至大。

（3）局部可配合热敷，每天一次，每次 10 分钟，水温不要过高，以免烫伤。

（4）饮食宜吃清淡、易消化、富有营养的食物，多吃富含维生素的新鲜蔬菜和水果，禁吃生冷、寒冷的食物。

（5）避免风寒侵袭，夏季避免肩部久吹风扇和空调，以防风湿寒邪的侵袭，特别是冬季睡觉时防肩露被外受凉。

二、颈椎病

颈椎病又称颈椎综合征，是指颈椎及其周围软组织发生病理改变而导致颈神经根、颈部脊髓、椎动脉及交感神经受到压迫或刺激而引起的综合征。本病好发于40岁以上成年人，男女皆可发生，是临床常见的多发病。颈椎病主要表现为颈肩痛、头晕头痛、上肢麻木、肌肉萎缩、严重者双下肢痉挛、行走困难，甚至四肢麻痹，大小便障碍，出现瘫痪。

颈椎病根据压迫的不同部位和临床症状，可以分为神经根型、脊髓型、椎动脉型、交感神经型与混合型五型。其中，以神经根型最为多见，占颈椎病的65%。神经根型颈椎病的主要临床表现为颈项僵硬、活动受限、有一侧或两侧颈肩臂放射痛，并且伴有手指麻木、感觉迟钝等。椎动脉型颈椎病主要表现为颈性眩晕、颈肩痛或颈枕痛、耳鸣耳聋及视物不清等。脊髓型颈椎病可以表现为一侧或两侧肢体麻木、发僵无力、踩棉花感，甚至出现高位截瘫，感觉和运动障碍等。交感神经型颈椎病可以表现为枕部痛或偏头痛、心慌、胸闷、肢凉、四肢酸胀、排汗异常及失眠等。混合型为两型或两型以上的症状同时出现。

颈椎病多因身体虚弱、肾虚精亏、气血不足、濡养欠乏，淤血等病理产物积聚，而导致经络不通、筋骨不利而发病。本病与职业有密切的关系，颈部经常处于前屈状态，如写字、打字、缝纫、刺绣、久坐办公室等。如能每天坚持足部按摩，大多数患者会收到很好的疗效。

头部按摩配合功能锻炼治疗颈椎病，对神经根型疗效较佳。头部按摩可以疏经通络，解除患部肌肉和血管的痉挛，改善血液循环，促进病变组织的修复；同时有利于消肿止痛、整复小关节紊乱，缓解组织受压，从而减轻或消除临床症状。而对脊髓型颈椎病，则不适宜做头颈部按摩。因手法不当可致瘫痪甚至会有生命危险。

头部按摩法

【有效穴位】

经穴与经外奇穴：风池、风府、天柱、翳风、百劳、安眠、风岩、泽田（图4-52）。

头穴：感觉区、运动区（图4-52）。

面穴：肩穴、手穴、背穴、臂穴等（图 4-52）。

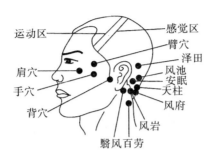

图 4-52 颈椎病头部按摩有效穴位

【按摩方法】

（1）用拇指指端按揉天柱、风池、风府、百劳、安眠、翳风、风岩、泽田各 30~50 次，力度轻缓平稳，以酸胀为宜。

（2）用拇指桡侧缘直推感觉区、运动区各 30~50 次。

（3）按揉肩穴、背穴、手穴、臂穴各 50~100 次。

（4）用中指指端轻轻叩击感觉区、运动区各 30 次。

（5）拿捏风池 10 次，以局部有酸胀感为宜。

（6）由前向后用五指拿头顶，至后头部改为三指拿，顺势从上向下拿捏项肌 3~5 次。

（7）轻轻向上拨伸颈椎，勿用蛮力。

（8）小幅度摇动头部，左右各 10 转，速度适中。

耳部按摩法

【有效穴位】

颈、颈椎、皮质下、肾、肾上腺、神门、肩、枕、内分泌（图 4-53）。

【按摩方法】

（1）指推耳部颈椎穴 3 分钟，频率为每分钟 90 次，力度轻重兼施，以柔和为宜。

（2）指揉耳部肾穴 3 分钟，频率为每分钟 75 次，力度适中。

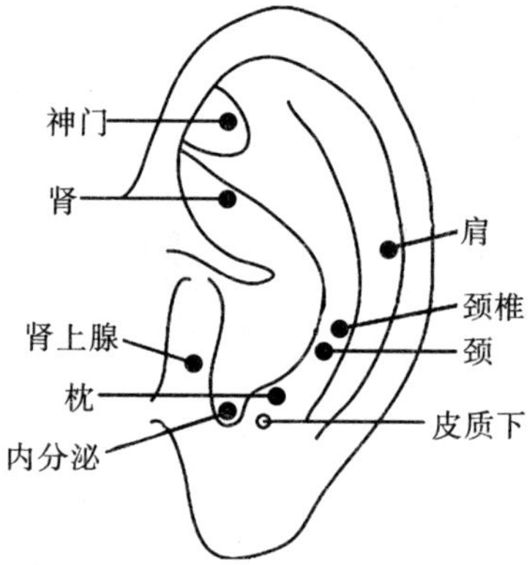

图 4-53　颈椎病耳部按摩有效穴位

（3）棒推耳部颈、神门、肩、肾上腺、内分泌、皮质下等穴各 2 分钟，频率为每分钟 90 次，力度以柔和为主。

爱心贴士

（1）睡枕不宜过高、过低、过硬，并注意局部保暖。

（2）患者不宜低头工作过久，也要避免不正常的体位，如躺在床上看电视等，避免头顶或手持重物。

（3）颈椎牵引和颈托对颈椎病的治疗有一定帮助，可在医生指导下运用。

（4）配合适当的颈部功能锻炼，如颈部的前屈、后伸、左前伸、右前伸及环转等运动，每天早晚各 1 次，每天 10 分钟。患者可自用双手拿捏颈部肩部的肌肉，以消除酸痛和紧张。

（5）防风寒、潮湿，避免午夜、凌晨洗澡或受风寒吹袭。

三、腰肌劳损

腰肌劳损是指腰部肌肉、筋膜与韧带等软组织慢性损伤，是腰腿痛中最常见的疾病，主要表现为腰部酸痛或胀痛，部分为刺痛或灼痛；休息后，适当活动和经常改变体位时可以减轻，活动过度又会加重。不能持续弯腰工作，伸腰或按压腰部可缓解疼痛。腰部压痛点多在骶棘肌处，髂骨脊后部，骶骨后、骶棘肌止点处或腰椎横突处。腰肌劳损患者腰部外形及活动多无异常，也无明显腰肌痉挛，少数患者腰部活动稍受限。

中医学认为，腰肌劳损系因感受寒湿、湿热、气滞血瘀、肾亏体虚或跌仆外伤所致。其病理变化常表现出以肾虚为本，感受外邪，跌仆闪挫为标的特点。临证首先宜分辨表里虚实寒热，分别施治。

耳部按摩法

【有效穴位】

神门、腰骶椎、皮质下、肾等（图4-54）。

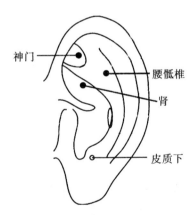

图4-54 腰肌劳损耳部按摩有效穴位

【按摩方法】

（1）清洁耳部，按摩前找准穴位，逐渐用力按压穴位至发热，若能放射至腰部最好。

（2）示指指腹按摩上述穴位，每穴2分钟，至局部有酸胀感为宜。

（3）捏揉腰骶椎、神门、皮质下反射区，各区持续约2分钟，以可以耐受为度，双耳交替进行按摩。

（4）中等力度点按肾反射区2分钟，至局部皮肤红润为宜。

（5）轻揉上述重点穴位2分钟，力度由轻而重，再由重而轻，缓慢结束，双耳交替进行。

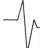
爱心贴士

（1）避免寒湿、湿热侵袭，改善阴冷潮湿的生活、工作环境，勿坐卧湿地，勿冒雨涉水，劳作汗出后及时擦拭身体、更换衣服，或饮姜汤水驱散风寒。

（2）在日常生活和工作中，姿势正确，尽可能变换体位，纠正习惯性不良姿势，勿过度疲劳。

（3）体虚者可适当食用、服用具有补肾功效的食品和药物。

（4）患者应当睡硬板床或者比较硬的席梦思床垫，避免睡行军床或者软的沙发，起床后要适当做一些腰部运动。避免腰部过度疲劳或用力不当。

（5）患者应加强腰肌锻炼，以增强腰肌力量，减少腰肌损伤。常用腰肌锻炼方法有仰卧挺腹、俯卧鱼跃等，可早晚各做5~10次。

四、落枕

落枕也称为失枕，是一种常见病，多因睡眠姿势不良，与枕头、睡眠姿势或睡眠时暴露肩关节等有密切关系，表现为睡起后一侧颈项部明显酸痛、强直，颈部活动受限。有时酸痛可扩散到肩部或背部，局部有压痛。本病好发于青壮年，以冬春季多见。落枕症状轻者很快便会自行痊愈，重者则会延至数日。

头部按摩法

【有效穴位】

经穴与经外奇穴：风池、天柱、翳风、安眠、桥弓（图4-55）。

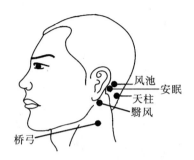

图 4-55　落枕头部按摩有效穴位

【按摩方法】

（1）用拇指桡侧为着力点，对准不适侧颈项部风池、天柱、翳风、安眠等穴，轻轻环转点揉，力量不宜过强，每穴依顺时针、逆时针方向各行 4~6 次。

（2）推桥弓法：用大拇指指腹附于患侧乳突上，沿胸锁乳突肌推至胸锁关节处，反复 4~6 次。

耳部按摩法

【有效穴位】

颈、颈椎、神门、胸椎、枕等（图 4-56）。

【按摩方法】

（1）每次选 2~3 个反射区，将绿豆、莱菔子或王不留行子，用 0.5 厘米×0.5 厘米的方形伤湿止痛膏贴于耳部相关穴位处。

（2）每次按压 0.5~1 分钟，每天按压 6~8 次，手法由轻到重，以有热胀痛感且能忍受为度，患者同时转动头颈。此间，大多数患者症状缓解或消失，宜常按压以巩固疗效。可两耳交替进行。

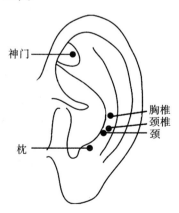

图 4-56　落枕耳部按摩有效穴位

爱心贴士

（1）纠正生活中的不良姿势，防止慢性损伤。
（2）枕头高低适中，注意颈部保暖，避免受寒。
（3）按摩后宜做颈项转动，动作宜和缓。
（4）治疗期间，应注意局部保暖。

五、背痛

背痛是一种疾病当中常见的症状，基本上不会独立存在，一般以中老年最为常见，主要原因是脊椎周围的软组织，如肌肉、肌腱、韧带痉挛或发炎。还有就是白领阶层，长期的伏案工作、过度劳累，致使腰部发酸、背部发痛。按摩可以使血液循环畅通，有效缓解腰酸背痛。

头部按摩法

【有效穴位】
经穴与经外奇穴：风池、风府等（图4-57）。
【按摩方法】

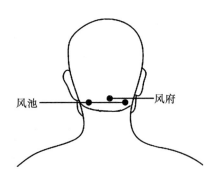

图4-57　背痛头部按摩有效穴位

（1）用拇指点揉颈部后正中线 2 分钟。

（2）用拇、示指拿捏风池穴 2 分钟，力度宜适中。

（3）用三指按揉法按揉风府穴 1 分钟，力度以有酸胀感为宜。

爱心贴士

（1）避免长时间保持同一站姿或坐姿。

（2）尽量坐有靠背的椅子，坐时后腰要舒服地靠在椅背上，上半身挺直。

（3）睡前洗澡时，可以用稍热一点的水冲洗腰背部，以减缓腰部不适。

六、急性腰扭伤

急性腰扭伤又称"闪腰"，是腰部肌肉、筋膜、韧带等软组织因外力作用突然受到过度牵拉而引起的急性撕裂伤，常常发生于搬抬重物、腰部肌肉强力收缩时。表现为剧烈腰痛、腰部活动受限，乃至卧床难起等一系列症状。急性腰扭伤患者的腰部常有明显的压痛点，腰部及下肢的活动会导致疼痛加剧。该病的发病部位多在腰骶、骶部及两侧骶棘肌，多见于男性患者。

头部按摩法

【有效穴位】

经穴与经外奇穴：人中、百劳、风池等（图 4-58）。

【按摩方法】

（1）用拇指指甲掐按人中 2 分钟，患者同时慢慢晃动腰部。

（2）用双手拇指指端点按揉百劳穴 1.5 分钟。

（3）拿捏风池穴 1.5 分钟，力度宜适中。

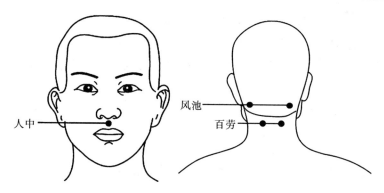

图 4-58　急性腰扭伤头部按摩有效穴位

爱心贴士

（1）运动前要做好准备活动，尤其是腰部的准备活动更要认真去做，如前后弯腰、左右转身、上跳下蹲、伸长缩短等。

（2）尽量避免弯腰性强迫姿势工作时间过长。掌握正确的劳动姿势，站稳后再迈步，搬、提重物时，应取半蹲位，使物体尽量贴近身体。

（3）发生急性腰扭伤时应卧床休息。患者宜卧硬板床休息，腰部制动，以促进恢复，比较严重的患者应借助物品固定，以免继发损伤。

（4）加强劳动保护，在做扛、抬、搬、提等重体力劳动时，应使用护腰带，以协助稳定腰部脊柱，增强腹压，增强肌肉工作效能。

（5）腰部在损伤 24 小时内禁忌热敷，以免局部出血加重症状。损伤 24 小时后，患部可做热敷，每天 1 次，每次 10 分钟，注意水温，以防烫伤。

（6）经过治疗后，应该经常适当按摩腰背部，以促进其恢复，防止腰肌劳损。

（7）在寒冷潮湿环境中工作后，应洗热水澡以祛除寒湿，消除疲劳。

（8）注意局部保暖，病情缓解后，逐步加强腰背肌肉锻炼。

七、风湿性关节炎

风湿性关节炎是一种常见的急性或慢性结缔组织炎症，可反复发作并累及心脏。临床以关节和肌肉游走性酸楚、重着、疼痛为特征。临床主要表现为双膝关节和双肘关节疼痛、酸麻、沉重、活动障碍。局部有灼热感，或自觉灼热而触摸并不热。日久可关节变形，终致手不能抬，足不能行，生活不能处理。严重者可累及心脏。

中医称本病为"三痹"，根据感邪不同及临床主要表现，有"行痹"、"痛痹"、"着痹"的区别，其病机主要为风寒湿邪三气杂至，导致气血运行不畅，经络阻滞。

耳部按摩法

【有效穴位】

交感、神门（图 4-59）。

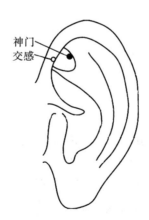

图 4-59　风湿性关节炎耳部按摩有效穴位

【按摩方法】

（1）指点交感穴 3 分钟，压力 0.2 千克，频率每分钟 120 次。

（2）棒推神门穴 3 分钟，压力 0.1 千克，频率每分钟 90 次。

爱心贴士

（1）保持正常的心理状态，对维持机体的正常免疫功能是重要的。

（2）避免风寒湿邪侵袭。要防止受寒、淋雨和受潮，关节处要注意保暖，以防受寒。不穿湿衣、湿鞋、湿袜等。夏季暑热，不要贪凉受露、暴饮冷饮等。秋季气候干燥，但天气转凉，要防止受风寒侵袭。冬季寒风刺骨，注意保暖是最重要的。

（3）生活上要注意保证充足的睡眠，保持情绪乐观，限制饮酒，并注意适当补充优质蛋白质、各种维生素。不宜吃寒性食物。

（4）要坚持身体锻炼，增强身体素质，如保健体操、太极拳、广播体操、散步等，以防止肌肉萎缩及关节畸形。

（5）注意预防和控制感染。

第三节　常见妇科疾病的头部按摩

一、月经不调

月经不调也称月经失调，是一种常见的妇科疾病，主要表现为月经周期或出血量的异常，如月经常出现错后、提前，或经量过多、过少等情况。常常伴有心慌气短、疲乏无力、小腹胀痛、白带增多、腰腿酸软、面色晦暗等症状。月经不调的病因可能是器质性病变或是功能异常，可由局部原因、内分泌原因或全身性疾病所引起。

中医学理论认为，情绪异常，郁怒忧思，过食辛辣、寒凉食物，或经期感受寒湿，忽视卫生，以及多病、久病、先天不足等，均可导致气血不调，脏腑功能失职，冲、任二脉损伤，从而导致月经不调。头部按摩疗法治疗月经不调，重在调经。通过加强肝脏的疏泄功能、脾脏的统血功能、肾脏的温煦功能、协调冲任，使月经周期恢复正常。

头部按摩法

【有效穴位】

经穴与经外奇穴：百会、风池、囟会、攒竹、率谷、风府、太阳、印堂、四神聪、风岩、百劳、插花等（图4-60）。

头穴：生殖区（图4-60）。

面穴：心穴、脾穴、肾穴、肝穴、首面穴（图4-60）。

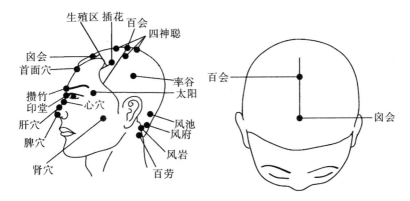

图 4-60　月经不调头部按摩有效穴位

【按摩方法】

（1）用双手拇指桡侧缘交替推印堂至囟会30~50次。

（2）用双手拇指螺纹面分推攒竹至两侧太阳穴30~50次。

（3）用拇指螺纹面按揉太阳、印堂、百会、风府、百劳、风岩、插花各30~50次，力度以有胀痛感为宜。

（4）按揉首面穴、肾穴、肝穴、心穴、脾穴各50~100次，力度适中。

（5）用拇指桡侧缘推按生殖区50~100次，力度以酸痛感为宜。

（6）拿捏风池穴10~20次。

（7）由前向后用五指拿头顶，至后头部改为三指拿，顺势从上向下拿捏项肌3~5次。

耳部按摩法

【有效穴位】

心、神门、肾、肝、腹、盆腔、脾、内分泌、内生殖器、皮质下等（图4-61）。

【按摩方法】

（1）每次取2~4穴，将王不留行子或莱菔子，置于0.5厘米×0.5厘米的方形胶布上，贴敷于耳穴上，用示、拇指捻压，每日按压5~8次，至酸胀疼痛为佳。

（2）每次贴一侧耳，两耳交替，每次贴敷2天，月经前7天开始贴敷至经至，连续3个月经周期为1个疗程，如症状较重，可适当增加贴敷次数。

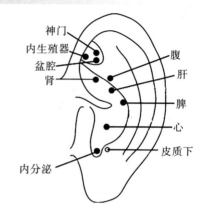

图4-61　月经不调耳部按摩有效穴位

爱心贴士

（1）月经出血症状严重、量大者，要以药物治疗为主。继发性月经不调者应积极治疗原发病。

（2）月经期间注意保暖，避免寒冷刺激，如游泳、冷水洗澡等，以免子宫及盆腔血管受冷刺激后收缩，引起经血过少或痛经。

（3）患者要注意经期卫生，保持外阴清洁，预防感染。月经期间避免重体力劳动和剧烈运动。

（4）避免刺激，保持心情舒畅，忌急躁、忧思、发怒。

（5）经期不宜性生活，一方面预防感染，另一方面，避免性交刺激使盆腔充血，至经血增多或经期延长。

（6）经期尽量避免进食生冷、辛辣食品，不宜进行强度大的运动。

（7）注意劳逸结合，适当参加健身运动。

二、痛经

痛经是指行经过程中及月经前后出现下腹部疼痛或腰骶部疼痛的症状，是妇科常见病症。痛经又分为原发性痛经和继发性痛经。原发性痛经指生殖器官无明显器质性病变的月经疼痛，又称功能性痛经，常发生在月经初潮或初潮后不久，多见于未婚或未孕妇女，往往经生育后痛经缓解或消失；继发性痛经指生殖器官有器质性病变，如子宫内膜异位症、盆腔炎和子宫黏膜下肌瘤等引起的月经疼痛。痛经的主要的症状是下腹部阵发性绞痛，有时会放射到阴道、肛门，剧烈时可影响到腰骶部或全腹，患者面色苍白、出冷汗、手足冰冷，甚至出现晕厥。患者因个人体质不同，疼痛程度也不一样，大多可以自行缓解或在月经过后消失。

中医学认为，痛经主要因情场不遂、忧思悲怒、肝郁、瘀血阻滞引起。头部按摩可疏通经络、活血化瘀、行气止痛，对本病有较好的治疗效果。

头部按摩法

【有效穴位】

经穴与经外奇穴：风池、睛明、头维、太阳等（图 4-62）。

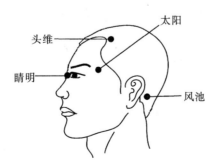

图 4-62　痛经头部按摩有效穴位

【按摩方法】

（1）四指并拢拿揉颈后肌肉，从上向下缓缓揉动之后，再从下向上缓缓揉动，至有热感为宜。

（2）用双手拇指点揉两侧风池穴，适度用力，点按时注意闭目放松。

（3）两手微弯似爪形，用四指指腹紧贴头皮沿鬓角向后侧划去，梳头状，以有酸胀感为宜。

（4）用双手示指指腹揉捻双侧睛明穴，以有酸胀感为宜。

（5）用双侧掌根按压住两侧头维穴后缓缓揉动。

（6）用双手拇指指腹，按住双侧太阳穴，轻轻按揉，以产生酸胀感为宜。

（7）用双手掌大鱼际紧贴前额，自中央向两侧分抹，以产生温热感为度。

耳部按摩法

【有效穴位】

心、神门、内分泌、内生殖器、盆腔、肾、肝、腹等（图 4-63）。

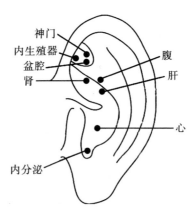

图 4-63　痛经耳部按摩有效穴位

【按摩方法】

（1）每次取 2~4 穴，找准穴位，可在穴位处画点作为标记。

（2）将王不留行子或莱菔子1粒，置于0.5厘米×0.5厘米的方形胶布上，贴敷于耳穴上，用示、拇指捻压至酸沉麻木或疼痛为佳，每日按压8次，每次2分钟。

（3）每次贴一侧耳，两耳交替，每次贴敷两天，月经来之前7天开始贴敷，连续3个月经周期为1个疗程，如症状较重，可适当增加贴敷疗程。

爱心贴士

（1）生活规律，劳逸结合，保证睡眠，适当休息，不要过度疲劳。

（2）在经期，应防寒邪侵袭，应避免淋雨，注意保暖，防止受凉。

（3）保持心情舒畅，避免精神紧张、暴怒、焦虑等。

（4）注意经期卫生，行经期间禁止性生活。

（5）治疗期间应忌食生冷、辛辣食物，痛经者在饮食上应多摄入芹菜、粗粮等高纤维食物。在经前多食用一些酸性食物，可有效缓解痛经。忌烟酒。

（6）适度参加运动锻炼，但忌干重活及剧烈运动。

（7）在痛经期配合用热敷法，如暖水袋置下腹部或腰骶部，可减轻疼痛。

三、闭经

发育正常的女性，月经在14岁左右来潮，如果超过18岁尚未来潮，称为原发性闭经。如果月经来而又断，中断时间超过3个月，称为继发性闭经。妇女妊娠期、哺乳期的停经以及绝经期后的停经，均属于正常生理现象。闭经患者除闭经表现外，大多伴有腰背胀痛、全身乏力、精神倦怠、容易疲劳的症状，严重者伴有头晕、失眠多梦、毛发脱落等症状。患者如果是先天原因所致，每月相当于月经期可感到腰酸，下腹部疼痛。

中医上将闭经称为经闭，多由先天不足，体弱多病，或多产房劳，肾气不足，精亏血少；大病、久病、产后失血，或脾虚生化不足，冲任血少；情志失调，精神过度紧张，或受刺激，气血郁滞不行；肥胖之人，多痰多湿，痰湿阻滞冲任等引起。

头部按摩对本病有一定的治疗作用。

头部按摩法

【有效穴位】

经穴与经外奇穴：神庭、百会、太阳、安眠（图 4-64）。

头穴：生殖区、胃区（图 4-64）。

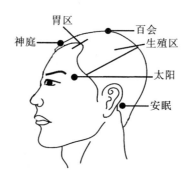

图 4-64　闭经头部按摩有效穴位

【按摩方法】

（1）取神庭、百会、太阳、安眠等穴，用拇指尖行点、摩、揉、颤复合手法，每穴 3~5 分钟。

（2）对生殖区、胃区行一指禅推按手法，每区往返推 10 次。

耳部按摩法

【有效穴位】

心、神门、皮质下、脾、胃、肝、内生殖器、内分泌等（图 4-65）。

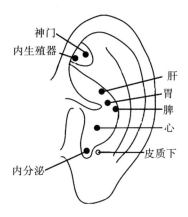

图 4-65　闭经耳部按摩有效穴位

【按摩方法】

（1）每次取 3~4 穴，将王不留行子或莱菔子 1 粒，置于 0.5 厘米×0.5 厘米的方形胶布上，找准穴位，贴敷于耳穴上，用示、拇指捻压至酸沉麻木或疼痛为佳，每日按压 4~6 次。

（2）每次贴一侧耳，两耳交替，每次贴敷两天，夏季一天更换一次，10 次为 1 个疗程。

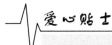

（1）经期要注意保暖，特别是腰部以下及两足不能受寒。

（2）平时要保养脾胃，禁食生冷瓜果，不食辛辣刺激食品。治疗期间应增加营养，多吃富含蛋白质的食物。

（3）避免精神刺激，稳定情绪，保持气血通畅。

（4）要注意劳逸适度，经期不服寒凉药。

（5）参加适当的劳动或体育锻炼，不宜过度疲劳。

（6）月经过少或月经后期都可发展为闭经，积极治愈月经过少或后期，可以减少闭经的发病率。

（7）对顽固性闭经单用中药或西药效果不佳者可采用中西药结合周期治疗，待起效后逐渐减少西药剂量，最终中医治疗。

四、经行头痛

每逢月经期或经行前后出现头痛，经净后头痛消失称为"经行头痛"。头痛严重者伴恶心、呕吐等不适症状。以育龄期妇女多见，也可见于更年期尚未绝经者。经行头痛治疗后效果较好，对顽固性头痛者要排除头部器质性病变。经行头痛属中医的经行前后诸症。头部按摩疗法对于治疗经行头痛具有较好的疗效。

头部按摩法

【有效穴位】

经穴与经外奇穴：印堂、神庭、太阳、百会、完骨、风池（图4-66）。

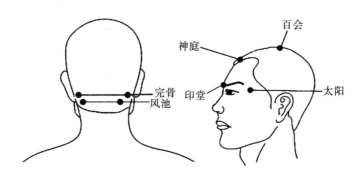

图 4-66　经行头痛有效穴位图

【按摩方法】

（1）用双手拇指指腹交替由印堂穴推至神庭穴，共推6次。

（2）再以两手拇指指腹由额正中线向两侧分推至左右太阳穴6次。

（3）用双手拇指按揉两侧太阳穴半分钟。

（4）十指微屈、分开，交替由前发际处推至后发际处6次。

（5）用左手轻扶患者前额部，右手拇指和中指指腹分别按揉左右风池穴各1分钟。

（6）用右手中指指端按压百会穴1分钟。

（7）用右手拇指和中指指腹由上而下拿捏颈项两侧肌肉 6 次。

（8）用右手拇指抹桥弓 3 遍，最后转到患者前偏右侧。

爱心贴士

（1）牛奶、冰淇淋、腌制肉、含硝酸盐和亚硝酸盐的食品以及咖啡、巧克力等，均能够诱发头痛，因此要尽量避免食用。

（2）在挑选食物时，还应当力求清淡、新鲜，避免辛辣、刺激之品。

（3）要学会控制自己的情绪，保证充足的睡眠，防止过劳。

五、慢性盆腔炎

慢性盆腔炎是指女性内生殖器及其周围结缔组织、盆腔腹膜的慢性炎症，多由急性盆腔炎治疗不彻底或患者体质差、病情迁移所致，表现为长期持续性、程度不同的下腹隐痛、坠胀或腰骶部酸痛、腹胀、白带增多、月经不调和不孕等症状，多在劳累、性交后、月经期加重。慢性盆腔炎较顽固，当机体抵抗力下降时可诱发急性发作。

慢性盆腔炎结合头部按摩可提高疗效，缩短疗程，减少用药剂量，并且副作用少。

头部按摩法

【有效穴位】

经穴与经外奇穴：百会、风池、率谷、络却、百劳、风岩、太阳、泽田（图 4-67）。

头穴：生殖区、通顶区、腰区、足运感区、强壮区（图 4-67）。

面穴：膀胱子宫穴、肾穴、肝穴等（图 4-67）。

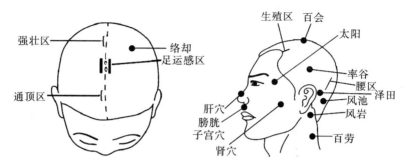

图 4-67　盆腔炎头部按摩有效穴位

【按摩方法】

（1）用双手拇指按揉太阳 30~50 次，以产生局部胀痛感为宜。

（2）按揉百会、百劳、风岩、络却、泽田各 50~100 次，力度宜适中。

（3）按揉膀胱子宫穴、肾穴、肝穴 30~50 次，力度以局部酸痛为宜。

（4）推按生殖区、腰区、通顶区、足运感区、强壮区各 200 次。

（5）中指指端叩击生殖区、腰区、足运感区各 50~100 次。

（6）用力按揉或拿捏风池穴 20 次，力度以产生局部胀痛感为宜。

（7）用双手拇指从前额正中线抹向两侧，在太阳处按揉 3~5 次，再推向耳后，并顺势向下推至颈部，按此做 3 遍。

耳部按摩法

【有效穴位】

内生殖器、皮质下、内分泌、盆腔等（图 4-68）。

【按摩方法】

（1）指揉耳部内生殖器 3 分钟，频率为每分钟 75 次，力度宜适中。

（2）揉捏耳部皮质下 3 分钟，频率为每分钟 75 次，力度柔和。

（3）棒揉耳部内分泌 3 分钟，频率为每分钟 150 次，力度以柔和为主。

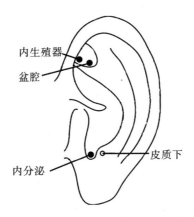

图 4-68　盆腔炎耳部按摩有效穴位

爱心贴士

（1）杜绝各种感染途径，保持会阴部清洁、干燥，每晚用清水清洗外阴，做到专人专盆，切不可用手掏洗阴道内，也不可用热水、肥皂等洗外阴。勤换内裤和卫生巾，避免受风寒。

（2）一定要卧床休息或取半卧位，以利炎症局限化和分泌物的排出。

（3）注意不要过于劳累，做到劳逸结合，节制房事，避免症状加重。

（4）要注意饮食，多吃清淡的食物，饮食应清淡食物为主。多食有营养的食物，如鸡蛋、豆腐、赤豆、菠菜等。忌食生、冷和刺激性的食物。

（5）应多喝水以降低体温。

（6）应加强身体锻炼，提高免疫能力。

（7）尽量避免不必要的妇科检查，以免扩大感染，引起炎症扩散。

六、更年期综合征

更年期是指女性从生育期向老年期过渡的一段时期，是卵巢功能逐渐衰退的时期，此段时间绝经是女性的重要标志，对于男性来说，相当于开始进入老年期的年龄阶段。在此期间，女性由于性激素分泌量减少，引起内分泌系统和自主神经功能失调而出现一系列临床症状，这就是更年期综合征。女性在更年期会出现月经不规则外，一些患者还伴有颜面阵发性潮红、出汗、发热感、失眠、心烦、耳鸣、尿频、阴道干燥、性欲减退、骨质疏松和身体发胖等症状。男性患者可出现性欲下降，甚至阳痿等。

头部按摩疗法对更年期综合征有很好的疗效。头部按摩能够调节内分泌系统功能，恢复自主神经系统的正常功能，从而改善全身和局部症状。还能起到补肾健脑的作用。

头部按摩法

【有效穴位】

经穴与经外奇穴：百会、风池、神庭、攒竹、率谷、太阳、安眠、印堂、四神聪等（图4-69）。

头穴：生殖区、胸腔区（图4-69）。

面穴：心穴、肝穴、肾穴（图4-69）。

【按摩方法】

（1）用双手拇指桡侧缘交替推印堂至神庭30~50次。

（2）用双手拇指的螺纹面分推攒竹至两侧太阳穴30~50次。

（3）用拇指螺纹面按揉百会、四神聪、安眠、肝穴、肾穴、心穴50~100次，力度以产生局部胀痛为宜。

（4）用大鱼际按揉太阳穴30次，以轻痛感为宜。

（5）用拇指桡侧缘，以率谷

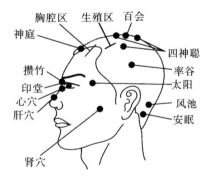

图4-69　更年期综合征头部按摩有效穴位

穴为中心扫散头部两侧胆经各 30~50 次，然后叩击头部各区 2 分钟。

（6）用拇指桡侧缘推按生殖区、胸腔区各 50~100 次。

（7）按揉或拿捏风池穴 10~20 次，力度要轻柔。

（8）用中指指端叩击生殖区、胸腔区各 50~100 次。

（9）轻轻摇动颈椎，左右各 10 次，动作宜缓慢轻柔，不可快速转动颈部。

（10）由前向后用五指拿头顶，至后头部改为三指拿，顺势从上向下拿捏项肌 5~10 次。

耳部按摩法

【有效穴位】

耳尖、皮质下、内分泌、内生殖器、肾、神门、交感、心、肝（图 4-70）。

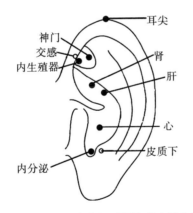

图 4-70 更年期综合征耳部按摩有效穴位

【按摩方法】每次选 2~3 穴，将六神丸或王不留行子等颗粒状物，置于 0.5 厘米×0.5 厘米的方形橡皮膏上，贴于所选耳穴处。每天按压 6~8 次，每次按压手法由轻到重，以有胀热痛感且能忍受为度，每两天更换一次，两耳交替操作。

爱心贴士

（1）生活应有规律，注意劳逸结合，保证充足睡眠，但不宜过多卧床休息。

（2）保持豁达、乐观的情绪。多参加一些娱乐活动，以丰富生活乐趣。

（3）饮食合理，营养适当，忌临睡前进食。注意预防骨质疏松，适当增加钙的摄入。

（4）饮食方面应适当限制高脂肪及糖类食物，少吃盐，戒烟、酒，多食富含蛋白质的食物及水果蔬菜。

（5）适当参加体育锻炼，身体尚好时，主动从事力所能及的工作和家务，或参加一些有益的文体活动和社会活动，如太极拳等，以丰富精神生活，增强体质。

（6）有晚上工作和学习习惯者，要先做比较费脑筋的事，后做比较轻松的事，以便放松大脑，容易入睡。

七、子宫脱垂

子宫脱垂是指子宫沿阴道下降，子宫颈外口达坐骨棘水平以下，甚至子宫全部脱出于阴道口外。常伴有阴道前后壁膨出，多与分娩损伤、营养不良、腹压增加有关。本病多见于担、挑、背等重体力劳动的妇女，多产妇和早婚者，难产、会阴损伤、产后过早参加重体力劳动者；或平素体弱，中气不足，分娩时用力太过，或产后未能适当休息。体力消耗，导致中气下陷，或因肾气亏损，不能维系胞宫，固摄宫体，均可使子宫下垂。临床根据子宫脱垂的程度分为Ⅰ～Ⅲ度：子宫颈下垂到坐骨棘水平以下，但不超过阴道口为Ⅰ度；子宫颈及部分子宫体脱出阴道口外为Ⅱ度；整个子宫体脱出阴道口外为Ⅲ度。

中医学认为子宫脱垂是由气虚下陷和肾虚不固导致胞络损伤，不能提摄子宫所致，称为"阴挺"。耳部按摩疗法对于治疗子宫脱垂具有较好的疗效。

耳部按摩法

【有效穴位】

交感、脾、内生殖器、皮质下、肾、肺等（图4-71）。

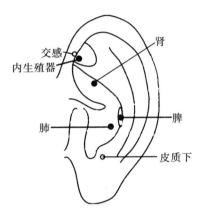

图4-71　子宫脱垂耳部按摩有效穴位

【按摩方法】先选取2~3个穴位或反射区，然后用王不留行子或莱菔子以胶布固定于所选的耳穴或反射区上，每次贴一侧，双耳交替进行，每日自行做不定时按压，每天按压8次左右，每次5分钟，以出现发热效果为佳。

爱心贴士

（1）子宫脱垂的患者，除按摩治疗外，可配带子宫托、针灸、内服中药等，还宜坚持进行骨盆肌肉锻炼，以增加骨盆底组织的紧张度，巩固疗效。

（2）患者要加强体育锻炼，增强体质，避免长时间站立或从事重体力劳动。

（3）患者应注意卫生，节制性生活，并注意避孕，以减少生产和流产的次数。

（4）如有慢性咳嗽或便秘要积极治疗，以降低腹压。

八、不孕症

不孕症是指有正常规律性生活、配偶生殖功能正常、未采取避孕措施两年未妊娠，或曾有孕育史，又连续两年以上未再受孕的症状。引起不孕的原因很多，女方排卵障碍或不排卵、输卵管不通、功能不良、炎症，或男方少精、弱精等，都可以导致不孕。

中医学认为，因病理变化造成的不孕症，主要是由于肾气不足、肝郁气滞，引起冲任气血失调所致。肾虚则精血少，血海空虚，月经量少，子宫失于温煦，以致不能摄取精子而受孕。肝滞气滞，情志不舒，肝失条达，气血失调，冲任不能相资，以致形成不孕。

耳部按摩法

【有效穴位】

内分泌、内生殖器、肾、皮质下、肝、心、神门等（图4-72）。

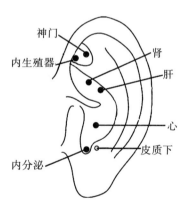

图4-72　不孕症耳部按摩有效穴位

【按摩方法】每次选2~4个反射区，将王不留行子或莱菔子，置于方形胶布上，找准后，贴敷于反射区上。用示、拇指捻压，至耳部感觉酸沉麻木为佳，每日按压5分钟，两耳交替进行。

爱心贴士

（1）应减少手术治疗，避免生殖系统器官因此受到影响。

（2）心情开朗，积极乐观，避免因情绪紧张引起内分泌失调。

（3）培养积极乐观的情绪，将生理与心理状态均调整到最佳。

（4）在治疗的同时加强身体锻炼，提高身体素质，劳逸结合。

（5）减少性生活的频度，提高性生活的质量。

（6）调整营养，注重科学饮食，可适量多吃一些富含蛋白质、胆固醇的维生素 A、维生素 E、维生素 B_6 的食物，并可服用一些强肾养血的中药和食品。戒除烟酒。

第四节　常见男科疾病的头部按摩

一、遗精

遗精是指不因性交而精液自行外泄的一种男性性功能障碍性疾病。如果有梦而遗精者称为"梦遗"；无梦而遗精者，甚至清醒的时候精液自行流出称为"滑精"。但如果是发育成熟的男子，每月偶有 1~2 次遗精，且次日无任何不适者，属生理现象，不是病态。若遗精次数过频，每周 2 次以上或一夜数次，且有头晕眼花、腰腿酸软、两耳鸣响等症状者，则应及时治疗。

中医认为，遗精的发生主要与心、肝、肾的功能失调有关，无梦而遗精多由肾不藏精，精关不固所致；有梦而遗精多由于思虑欲念，心肝火旺，心肾不交或湿热下注，扰动精室引起。头部按摩可以交通心肾，平肝潜阳，能调节内分泌活动，平衡激素，通过神经-体液调节，不仅能维持正常精神思维活动，而且还能调理性功能活动，有利于遗精的治疗恢复。

头部按摩法

【有效穴位】

经穴与经外奇穴：百会、神庭、率谷、攒竹、强间、风池、太阳、印堂、百劳、四神聪、安眠、桥弓等（图4-73）。

头穴：生殖区、足运感区（图4-73）。

面穴：心穴、肾穴、肝穴（图4-73）。

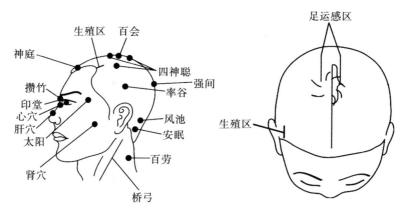

图 4-73　遗精头部按摩有效穴位

【按摩方法】

（1）用双手拇指桡侧缘交替推印堂至神庭30次。

（2）用双手拇指螺纹面分推攒竹，至两侧太阳穴30次。

（3）用拇指螺纹面按揉百会、强间、印堂、四神聪、百劳、安眠各100次。

（4）用拇指桡侧缘直推生殖区、足运感区等各50～100次。

（5）按揉心穴、肝穴、肾穴各50次。

（6）用中指指端叩击百会穴、生殖区各50～100次。

（7）用双手大鱼际按揉太阳穴30次，按揉时的旋转方向均向前。

（8）以率谷为重点扫散头侧面左右各30次。

（9）按揉或拿捏风池穴 10~20 次，以局部产生轻微的酸胀感为宜。

（10）用拇指螺纹面向下直推桥弓，先左后右，每侧 10~20 次。

（11）由前向后用五指拿头顶，至后头部改为三指拿，顺势从上向下拿捏项肌 3~5 次。

（12）用双手拇指螺纹面从前额正中线抹向两侧，在太阳穴处按揉 3~5 次，再推向耳后，并顺势向下推至颈部，连做 3 次。

耳部按摩法

【有效穴位】

肝、肾、膀胱、肾上腺、神门、内分泌、尿道、盆腔等（图 4-74）。

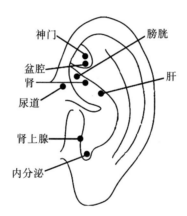

图 4-74　遗精耳部按摩有效穴位

【按摩方法】

（1）每次选用 2~3 穴，将王不留行子或莱菔子置于 0.5 厘米×0.5 厘米的方形胶布上，贴敷于耳穴上，用拇指和示指做不定时按压至酸沉麻木或疼痛为佳。

（2）每次贴一侧耳，两耳交替，每次贴敷两天，10 次为 1 个疗程，连续治疗 2 个疗程后，症状可明显好转。

（3）可用绿豆、白芥子、小米粒、莱菔子、磁珠代替王不留行子进行按摩。

爱心贴士

（1）起居有规律，性生活要有节制，避免房事过度，强忍精出。

（2）遗精的时候不要中途忍精，不要用手捏住阴茎不使精液流出，以免败精潴留精宫，变生他病。

（3）合理安排饮食，少进烟、酒、茶、咖啡、葱蒜辛辣等刺激性物品，戒烟酒。

（4）睡眠时不要俯卧，养成侧卧习惯，以免压迫和摩擦阴茎，引起阴茎充血，诱发遗精。

（5）加强身体锻炼，但不要过度疲劳。

（6）内裤要常换，尽量使其柔软，被褥不宜过厚，衣裤不宜过紧。

（7）应清心寡欲，戒绝手淫，摒弃杂念，惜精养神。

二、阳痿

阳痿是指成年男子出现阴茎不能勃起或勃起不坚，以致不能完成性交的一种性功能障碍病症。多数患者是由精神心理因素所致，如疲劳、焦虑、紧张、情绪波动等，也有器质性病变所致。阳痿患者常伴有精神不振，头晕目眩，面色苍白，腰酸腿软，畏寒肢凉，阴囊多汗，小便黄赤等症状。

中医学认为，阳痿多由房室劳损，少年误犯手淫或惊恐伤肾引起，导致肝肾不足、命门火衰。头部按摩在激发补肾壮阳功能的基础上，益气养血、疏肝理气、活血化瘀，从而能促进垂体-肾上腺-生殖腺的激素分泌，增强性功能活动，达到治疗目的。

头部按摩法

【有效穴位】

经穴与经外奇穴：百会、风池、囟会、攒竹、率谷、印堂、太阳、百劳、桥弓、四神聪、安眠、泽田（图4-75）。

头穴：生殖区、足运感区（图4-75）。

面穴：首面穴、肾穴、心穴、肝穴等（图4-75）。

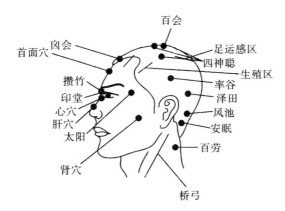

图 4-75　阳痿头部按摩有效穴位

【按摩方法】

（1）用双手拇指的桡侧缘交替推印堂至囟会30~50次。

（2）用双手拇指螺纹面分推攒竹，至两侧太阳穴30~50次。

（3）用拇指螺纹面按揉百会、印堂、四神聪、百劳、安眠、泽田各50~100次。

（4）用拇指桡侧缘直推生殖区、足运感区各50~100次。

（5）按揉心穴、首面穴、肝穴、肾穴各50~100次。

（6）用中指指端叩击生殖区50~100次。

（7）用双手大鱼际按揉太阳穴30~50次，顺时针旋转。

（8）以率谷为重点扫散头侧面左右各30次。

（9）按揉或拿捏风池穴10~20次，以局部有轻微的酸胀感为佳。

（10）用拇指螺纹面向下直推桥弓，先左后右，每侧10次。

（11）由前向后用五指拿头顶，至后头部改为三指拿，顺势从上向下拿捏项肌 3~5 次。

耳部按摩法

【有效穴位】

肾、肝、脾、内生殖器、神门、内分泌、皮质下（图 4-76）。

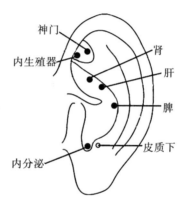

图 4-76　阳痿耳部按摩有效穴位

【按摩方法】

（1）每次选用 2~3 个穴位，将 1 粒王不留行子或莱菔子，置于 0.5 厘米×0.5 厘米的方形胶布上，贴敷于耳穴上，每日自行用拇指和示指做不定时按压至酸沉麻木或疼痛为佳。每次贴一侧耳，两耳交替，每次贴敷两天。

（2）掐按内生殖器、肾穴、神门各 50 次。10 次为 1 个疗程，连续治疗 2 个疗程后，如症状明显好转，可逐渐减少操作次数至原来的一半。症状完全消失后，仍须巩固 1~2 个疗程，以免复发。

爱心贴士

（1）起居要有规律，劳逸结合，心情舒畅，加强营养，适当进行体育锻炼，保持身体健康，心情舒畅，精神愉快，使社会、家庭关系和谐融洽，夫妻生活幸福美满。

（2）戒除不良习惯，如手淫、纵欲、酗酒等，不抽烟或少抽烟，不要过度劳累，注意劳逸结合，保证身体有足够的营养。

（3）积极治疗慢性疾病，如慢性前列腺炎、精索静脉曲张、糖尿病、肝硬化、甲状腺功能亢进或减退等，只有治愈这些原发病，阳痿才能康复。

（4）尽量通过按摩、气功、中药等途径进行调养，不可盲目相信兴奋药物。

（5）在治疗时医生应多加解释和安慰，消除阳痿患者紧张心理将有助于治疗。患者也应该树立信心，以积极的心态配合医生的治疗。

（6）限制酒精摄取量，可避免酒精对神经的损害及造成勃起组织的平滑肌松弛。

（7）饮食以软食为主，适当进食滋养性食物和壮阳食物，宜多吃动物内脏。宜常吃含精氨酸较多的食物，禁止食用肥腻、过甜、过咸的食物。

（8）治疗期间，禁止房事。

三、早泄

早泄是指在性交之始即行排精，甚至性交前即泄精的病证。表现为性交时间极短，或阴茎插入阴道就射精，随后阴茎即软，不能正常进行性交。早泄的病因多为房劳过度及频犯手淫，导致肾精亏耗，肾阴不足，相火偏亢而引起，或禀赋素亏或遗精日久，导致肾阴肾阳俱虚而引起。过度兴奋，紧张冲动也是引起早泄的原因之一。早泄的辨证有阴虚火旺、阴阳两虚、肝经湿热等型。

耳部按摩法

【有效穴位】（图 4-77）

内生殖器、肝、额、肾、心、皮质下、神门等。

【按摩方法】 每次选 2~3 个反射区，将绿豆、莱菔子或王不留行子，用 0.5 厘米×0.5 厘米的伤湿止痛膏贴于耳部相关穴位处，每次按压 1~2 分钟，每天按压 6~8 次，手法由轻到重，以有热胀痛感且能忍受为度。此间，大多数患者症状缓解或消失，应常按压以巩固疗效，两耳交替进行。

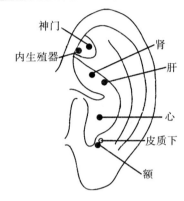

图 4-77 早泄耳部按摩有效穴位

爱心贴士

（1）养成起居有常、房室有节的生活规律，以免损伤阴精、内扰精室而导致早泄。

（2）禁止自慰，节制房事，避免剧烈的性欲冲动，避免用重复性交的方式来延长第二次性交时间。

（3）加强体育锻炼，注意劳逸结合、情绪舒畅，以提高身心素质，增强意念控制能力。

（4）戒酒，避免辛辣刺激。多食一些具有补肾固精作用的食物，如牡蛎、胡桃肉、芡实、栗子、甲鱼、文蛤、鸽蛋、猪腰等食品，增强体质。

四、前列腺炎

前列腺炎是男性生殖系统较常见的炎症，致病菌多为葡萄球菌、大肠杆菌，常由尿道感染直接蔓延引起，也可经血液、淋巴侵入前列腺，可分为急性和慢性两种。急性前列腺炎以膀胱刺激症状和终末血尿、会阴部疼痛为主要症状，可伴有恶寒、发热、乏力等全身症状，但临床较少见。慢性前列腺炎以排尿延迟、尿后滴尿，或滴出白色前列腺液，或引起遗精、阳痿、早泄为主要症状。

中医学认为，本病与肾阴不足、相火旺盛，肾亏于下、封藏失职，肾阴亏耗、阴损及阳，饮酒过度，损伤脾胃有关。

耳部按摩法

【有效穴位】

内生殖器穴、艇中、尿道（图4-78）。

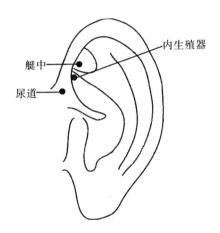

图4-78 前列腺炎耳部按摩有效穴位

【按摩方法】

（1）指揉内生殖器穴、尿道穴各3分钟，频率每分钟75次。

（2）棒揉艇中穴3分钟，压力0.15千克，频率每分钟75次。

爱心贴士

（1）起居要有规律，性生活要有节制，避免房事过度，强忍精出。注意卫生，避免受凉、劳累。

（2）用药要适度，详察病情，辨证施治，不可妄投壮阳之品，坚持热水坐浴。

（3）温水坐浴可使前列腺内血管扩张，改善前列腺血液循环，有助于减少炎症发生，利于炎症恢复，舒缓被刺激的前列腺。

（4）饮食有节，清淡饮食，忌过量饮酒及食辛辣食物，以免引起前列腺充血。不过食肥甘厚味、辛辣之品，多食新鲜蔬菜和水果，保持排便通畅。

（5）要加强锻炼，经常提肛、收紧臀部，绷紧会阴部肌肉及活动骨盆，对于改善会阴部位的血液循环，促使炎症消散有好处。

第五节　常见儿科疾病的头部按摩

一、小儿发热

小儿发热的临床表现主要分为三类：外感发热症，可见于发热、怕冷、鼻塞流涕、全身酸痛、舌苔薄、指纹鲜红；伤食发热症，可见于发热面红、不思饮食、便秘烦躁、渴而喜饮、舌苔红燥、指纹深紫；阴虚发热症，可见于低热日久或午后发热、手足心热、盗汗、食欲减退、舌红、指纹淡紫。头部按摩对于治疗小儿发热具有很好的疗效。

头部按摩法

【有效穴位】

经穴与经外奇穴：印堂、攒竹、太阳、百会、天柱、风池穴（图4-79）。

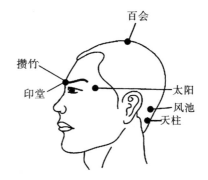

图4-79　小儿发热有效穴位图

【按摩方法】

（1）用双手拇指在患儿印堂穴至前发际外交替直推20遍。

（2）沿眉迹自眉头向眉梢直推20遍。

（3）用双手中指指腹按揉两侧太阳穴各1分钟，并顺势按揉至耳后。

（4）左手托住患儿左手，右手拇指在患儿环指末节螺纹面向指根方向直推100遍。

（5）用示指、中指在前臂正中自腕向肘直推100遍。

爱心贴士

当幼儿体温达到发热温度时，使用温和（物理）的退热方法可以使幼儿舒服一点。

（1）冷敷法：此方法简便易行，用冷毛巾敷在前额，毛巾变热用冷水浸后重新敷。用冷水袋或冰袋敷效果较好。

（2）全身温水擦浴或泡澡：将幼儿衣服解开，用温毛巾（37℃左右）搓揉全身或温水泡澡，如此可以使幼儿皮肤血管扩张，将体气散出；水气由体表蒸发，也会吸收体热。每次泡澡10~15分钟，4~6小时一次。

（3）温酒精拭浴：将70%酒精兑自来水1：1，或75%的酒精兑水1：2，亦可用二锅头酒兑水1：4，放在小碗中。擦浴时要关好门窗，用纱布或柔软小毛巾蘸碗中酒精，擦患儿手心、足心、腋窝、上臂内侧、前胸和大腿根部。

二、小儿咳嗽

咳嗽是呼吸系统中最常见的症状，是人体的一种保护性措施，对机体是有益的，当呼吸道黏膜受到异物、炎症、分泌物或过敏性因素等刺激时，反射性引起咳嗽，有助于排除自外界侵入呼吸道的异物或者分泌物，消除呼吸道刺激因子。咳嗽的主要症状为长期顽固性干咳，常常在吸入刺激性气味、冷空气、接触变应原、运动或者上呼吸道感染后诱发，部分患儿没有任何诱因。大多在夜间或凌晨加剧，有的患儿发作有一定的季节性，以春秋为多。耳部按摩对于治疗小儿咳嗽具有很好的疗效。

耳部按摩法

【有效穴位】

耳穴：气管、肺、肾上腺、交感、咽喉等（图 4-80）。

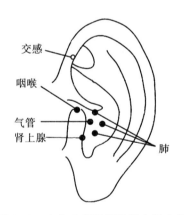

图 4-80　小儿咳嗽耳部按摩有效穴位

【按摩方法】

（1）耳郭局部消毒，将莱菔子或者王不留行子置于 0.5 厘米×0.5 厘米的方胶布中间，找准可以缓解小儿咳嗽的耳部穴位，将置莱菔子的胶布对准穴位贴压，每次用 2~3 个穴位，两耳交替进行。

（2）每天每穴按压 2~3 次，小儿皮肤娇嫩，按压手法要轻柔，避免损伤耳部皮肤，每次贴敷 1 天，隔 1 天粘贴 1 次，10 次为 1 疗程，家长应当及时观察，如出现过敏现象应当立刻停止敷贴。

爱心贴士

（1）咳嗽期间要多喝水，饮食宜清淡。
（2）房间内空气应流通，患儿应当适当的参加户外活动，保持心情舒畅，少食多餐。

三、小儿腹泻

小儿腹泻又称小儿肠炎或消化不良，是一种胃肠功能紊乱综合征，主要特点为排便次数增多和性状改变，可伴有发热、呕吐、腹痛等症状及不同程度水、电解质、酸碱平衡紊乱。腹泻原因很多，如能确定其病因为某种特异性细菌或病毒，可称为该细菌性或病毒性肠炎。如病原微生物不能确定，或由其他原因引起者，统称小儿腹泻。本病以夏秋季节发病率最高。

中医学认为，本病多为脾胃亏虚、邪毒侵袭所为，应当健脾养胃，清热解毒。

耳部按摩法

【有效穴位】
大肠、直肠、胃、皮质下、小肠、脾、胰等（图 4-81）。

【按摩方法】
（1）耳郭局部消毒，将莱菔子或王不留行子置于 0.5 厘米×0.5 厘米的方胶布中间，找准耳部穴位，将胶布对准穴位贴压，每次用 2~3 个穴位，两耳交替进行。

（2）每天每穴按压 2~3 次，小儿皮肤娇嫩，按压手法要轻柔，避免损伤耳部皮肤，每次贴敷 1 天，隔 1 天粘贴 1 次，10 次为 1 个疗程，家长应

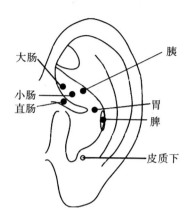

图4-81　小儿腹泻耳部按摩有效穴位

及时观察，如出现过敏现象应立刻停止敷贴。

爱心贴士

（1）合理喂养，注意卫生管理，培养良好的卫生习惯，忌吃生冷、油腻、刺激的食物，以清淡为主。腹泻期间要多喝水，注意保暖。

（2）流行季节应注意消毒隔离，防止交叉感染，注意气候变化，防止滥用抗生素。

（3）平时应当加强户外活动，提高对自然环境的适应能力，注意小儿体格锻炼，增强体质，提高机体抵抗力，避免感染各种疾病。

（4）避免孩子在生活中精神处于过度紧张或疲劳的状态。

四、小儿厌食症

小儿厌食症是指小儿较长时期见食不贪、食欲不振、厌恶进食的病症，是目前儿科临床常见病之一。本病多见于1~6岁小儿，发生无明显季节差异，一般预后良好。少数长期不愈者可影响儿童的生长发育，也可成为其他疾病的发生基础。本病的发病原因主要由于喂养不当，导致脾胃不和，受纳运化失职。临床上能引起厌食的病因很多，如全身性疾病尤其消化道疾病的影响；抗生素等药物的影响；微量元素如锌、铁缺乏及某些内分泌素的不足；维生素 A、维生素 D 中毒等都可引起。厌恶进食是小儿厌食症的主要临床症状。表现为长期处于食欲不振的状态中，并伴有呕吐、腹泻、便秘等症状。治疗厌食症必须先排除可以导致厌食的急慢性疾病或以上原因，因为这些只要消除病因，积极治疗原发病便可改善食欲。

耳部按摩法

【有效穴位】

胃、脾、小肠、神门、内分泌等穴（图 4-82）。

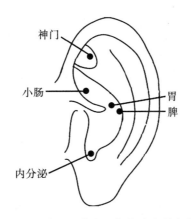

图 4-82　小儿厌食症耳部按摩有效穴位

【按摩方法】

（1）耳郭局部消毒，将莱菔子或王不留行子置于 0.5 厘米×0.5 厘米的方胶布中间，找准耳部穴位，将胶布对准穴位贴压，每次选 2~3 个穴位，两耳交替进行。

（2）每天每穴按压 2~3 次，小儿皮肤娇嫩，按压手法要轻柔，避免损伤耳部皮肤，每次贴敷 1 天，隔 1 天粘贴 1 次，10 次为 1 疗程，家长应及时观察，如出现过敏现象应立刻停止贴敷。

爱心贴士

（1）生活要有规律，保证充足的睡眠，养成定时排便的习惯。

（2）饮食要规律，定时进餐，保证饮食卫生；营养要全面，多吃粗粮杂粮和水果蔬菜；节制零食和甜食，平衡膳食，少喝饮料。

（3）为孩子营造宽松舒适的进食环境，使孩子能够集中精力进食，并保持心情舒畅，避免孩子在心情压抑的情况下进食。

（4）为孩子树立起榜样，当孩子出现拒绝食用某种食物时，家长应耐心引导其试着接受此类食物，而不是一味迁就孩子的口味，以免使孩子养成挑食、偏食的习惯。

（5）当孩子突然改变环境和生活习惯时，家长应帮助其逐步适应新的环境和新的生活习惯。

（6）要加强体育锻炼，促进胃肠蠕动功能，增进消化吸收功能。

五、小儿遗尿症

遗尿症是由各种原因引起的大脑皮质功能紊乱而造成膀胱排尿功能失调。小儿遗尿俗称尿床，是指 3 岁以上的小儿睡中尿自遗，醒后方觉的一种疾病。3 岁以内的婴幼儿，由于经脉未盛，气血未充，脏腑未坚，智力未全，尚未养成正常的排尿习惯。白天过度玩耍，酣睡不醒，偶尔尿床者，不属病态。本病虽无严重后果，但长期遗尿势必影响儿童身心健康，故应及早治疗。

中医学认为遗尿主要由于肾气不足，膀胱不能制约所致或病后体弱，脾肺气虚，下元虚寒不固，或不良习惯所致。所以治疗以补肾益气为主。根据小儿遗尿症的病因，可分为肾气不足型、脾肾气虚型、脾肺气虚型。

头部按摩通过调节中枢神经系统的功能，加强肾和膀胱缩尿功能，从而起到治疗作用。头部按摩治疗遗尿疗效显著，对成人遗尿也有一定的效果。

头部按摩法

【有效穴位】

经穴与经外奇穴：百会、风池、天柱、神庭、攒竹、率谷、太阳、印堂、四神聪、百劳等（图4-83）。

头穴：感觉区、生殖区、足运感区（图4-83）。

面穴：心穴、肾穴、首面穴、膀胱子宫穴等（图4-83）。

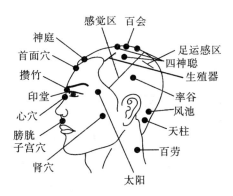

图 4-83　小儿遗尿头部按摩有效穴位

【按摩方法】

（1）用双手拇指桡侧缘交替推印堂至神庭30~50次。

（2）用双手拇指螺纹面分推攒竹至两侧太阳穴30次。

（3）用拇指螺纹面按揉百会、印堂、四神聪、天柱、百劳等各30~50次，力度适中。

（4）按揉肾穴、心穴、首面穴、膀胱子宫穴各30~50次。

（5）用大鱼际揉按太阳穴30~50次，力度以产生酸痛感为宜。

（6）用拇指桡侧缘推按感觉区、足运感区、生殖区各50~100次。

（7）用力拿捏风池、天柱穴各10~20次，以局部有强烈的胀痛感为宜。

（8）中指指端叩击足运感区、感觉区各 50~100 次。

（9）以率谷穴为中心，用拇指桡侧缘扫散头部两侧胆经各 30~50 次。

（10）由前向后用五指拿头顶，至后头部改为三指拿，顺势从上向下拿捏项肌 3~5 次。

（11）用双手大鱼际从前额正中线抹向两侧，在太阳穴处按揉 3~5 次，再推向耳后，并顺势向下推至颈部，连做 3 遍。

耳部按摩法

【有效穴位】

肾、心、膀胱、皮质下、神门、脾、输尿管等（图 4-84）。

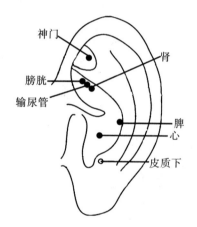

图 4-84　小儿遗尿耳部按摩有效穴位

【按摩方法】

（1）耳郭局部消毒，将莱菔子或王不留行子置于 0.5 厘米×0.5 厘米的方胶布中间，找准可缓解小儿遗尿的耳部穴位，将置莱菔子的胶布对准穴位贴压，每次用 2~3 个穴位，两耳交替贴压。

（2）嘱患者每天每穴按压 2~3 次，以感到酸、热、胀、痛感为佳。小儿皮肤娇嫩，按压手法要轻柔，避免损伤耳部皮肤，每次贴敷 1 天，隔 1 天粘贴 1 次，10 次为 1 疗程。家长应及时观察，如出现过敏现象应立刻停止贴敷。

爱心贴士

　　（1）帮助孩子形成按时排尿的好习惯，在夜间应叫醒孩子提醒其排尿。临睡前 2 小时最好不要饮水，少吃或不吃流质类食品。

　　（2）加强对患儿的呵护，加强营养，对于出现遗尿现象，在采取积极防治方法的同时也应给予充分的宽容，不能责骂患儿，以防其产生自卑心理。

　　（3）要正确处理好引起遗尿的精神因素，耐心地对其进行教育、解释，以消除精神紧张，以免引起情绪不安。

　　（4）平日加强儿童的营养补充，合理安排儿童的作息生活，加强锻炼，增强体质，但活动不要太兴奋、剧烈，不要使其过度疲劳。

六、百日咳

　　百日咳是由百日咳杆菌引起的儿童常见的急性呼吸道传染病，因其病程较长，可达 3 个月左右，故有百日咳之称，中医谓之"顿咳"。好发于婴幼儿，冬春季节多见，可延至春末夏初，发病高峰在 6、7、8 月。本病临床表现以阵发性咳嗽终止时出现鸡鸣样吸气吼声为特征。初起时类似感冒，咳嗽逐渐加重，入夜尤甚。

耳部按摩法

【有效穴位】

气管、肺、肾上腺、交感、咽喉等（图 4-85）。

【按摩方法】

（1）耳郭局部消毒，将莱菔子或王不留行子置于 0.5 厘米×0.5 厘米的方胶布中间，找准可缓解小儿咳嗽的耳部穴位，将置莱菔子的胶布对准穴位贴压，每次用 2~3 个穴位，两耳交替进行。

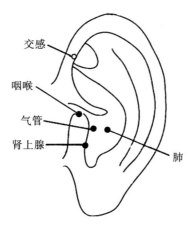

图 4-85　百日咳耳部按摩有效穴位

（2）每天每穴按压 2~3 次，小儿皮肤娇嫩，按压手法要轻柔，避免损伤耳部皮肤，每次贴敷 1 天，隔 1 天粘贴 1 次，10 次为 1 疗程。家长应及时观察，如出现过敏现象应立刻停止敷贴。

爱心贴士

（1）忌关门闭户，空气不畅。多让孩子在户外活动，尽量保持室内空气新鲜、流通。

（2）忌烟尘刺激。家中如有吸烟者，在孩子生病期间最好不要吸烟，或到户外吸烟。

（3）忌卧床不动。百日咳的咳嗽是阵发性的，让孩子在空气新鲜的地方适当做些活动和游戏，往往会减轻咳嗽。

（4）忌饮食过饱，应少吃多餐。饮食应清淡，以易消化、富营养为宜，避免进食腥味及辛辣食品，以利吸收，增加抗病能力。

（5）忌和其他患儿接触，以免交叉感染，引起其他并发症。

（6）忌疲劳过度。百日咳病期长，对孩子的身体消耗很大，所以孩子必须适度活动，并且有充足的营养和休息。

七、流行性腮腺炎

流行性腮腺炎简称"流腮"，亦称"痄腮"，俗称"猪头疯""蛤蟆瘟""对耳风"等，多发于春季，也是儿童与青少年中常见的呼吸道传染病，也可见于成人。由腮腺炎病毒侵犯腮腺引起的急性呼吸传染病，可侵犯各种腺组织或神经系统及肝、肾、心脏、关节等器官。患者是传染源，飞沫的吸入是主要传播途径，接触患者后 2~3 周发病。腮腺炎临床主要表现为一侧或两侧耳垂下肿大，腮腺常呈半球形，以耳垂为中心，边缘不清，表面发热，有触痛，张口或咀嚼时局部感到疼痛。头部按摩对于治疗流行性腮腺炎具有很好的疗效。

头部按摩法

【有效穴位】

经穴与经外奇穴：攒竹、太阳、印堂、神庭、风池、翳风（图 4-86）。

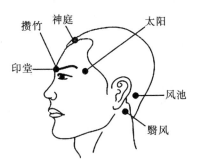

图 4-86　流行性腮腺炎有效穴位图

【按摩方法】

（1）用双手拇指指腹交替从患儿印堂向上推至神庭穴 20 遍。

（2）用双手拇指指腹从攒竹顺眉弓推至太阳穴 20 遍。

（3）用右手拇指指腹按揉印堂、神庭穴各半分钟，双手拇指按揉患儿攒竹穴半分钟。

（4）用双手大鱼际部按揉左右太阳穴 1 分钟。

（5）用左手握住患儿右手，右手拇指在患儿环指末节螺纹面向指根方向直推 100 次。

（6）用示指、中指在前臂正中自腕向肘直推 100 次。

（7）用示指、中指在前臂尺侧自肘推向腕 100 次。

（8）左手轻扶患儿前额，用右手拇指和中指指腹分别按揉风池穴 1 分钟。

（9）用右手拇指分别按揉两侧翳风穴各 1 分钟。

爱心贴士

（1）患者要与健康人隔离，居室要定时通风换气，并要保持空气流通。

（2）患者要注意休息，调节饮食。由于腮腺肿大可引起进食困难，因此要吃一些富有营养、易于消化的半流食或软食，例如稀饭、面片汤和鸡蛋羹等。注意不要吃酸辣、过甜及干硬的食物，以免刺激涎腺分泌，加重腮腺的肿痛。

（3）患者要注意口腔卫生，经常用温盐水或者复方硼砂液漱口，以清除口腔内的食物残渣，防止出现继发性细菌感染。

（4）患者如果发热，体温超过 39℃，可以采用头部冷敷、温水擦浴等方法，或在医生的指导下服用退热、镇痛药，例如阿司匹林、对乙酰氨基酚（扑热息痛）等，以缓解症状。

（5）男性患者如果出现睾丸肿大，并且伴有压痛感时，可以用冷水浸过的毛巾对局部进行冷敷，并且用丁字形布带将睾丸托起来，从而改善患者的局部症状。

第六节　常见五官科疾病的头部按摩

一、牙痛

牙痛是指各种原因引起牙齿的疼痛，为口腔疾病中常见的症状之一，可见于西医学的龋齿、牙髓炎、根尖周围炎和牙本质过敏等。遇冷、热、酸、甜等刺激时牙痛发作或加重。

中医学认为，基本病机为风火、风寒之邪外侵，脉络瘀阻；或胃火上攻，灼伤牙络；或肾阴不足，虚火上炎，灼伤牙络，牙齿失养而痛。头部按摩可达到镇静止痛作用，是治疗牙痛常用的应急方法。

头部按摩法

【有效穴位】

经穴与经外奇穴：巨髎、地仓、下关、翳风、天柱、颊车、迎香、大迎、承浆、人中、风池、太阳、桥弓等（图4-87）。

面穴：肝穴、肾穴、胃穴（图4-87）。

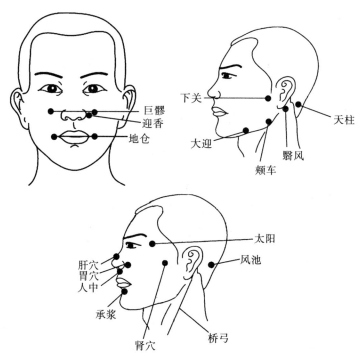

图4-87 牙痛头部按摩有效穴位

【按摩方法】

（1）用中指指端点揉颊车、翳风、承浆、人中、地仓、天柱、大迎、迎香、巨髎、下关各2分钟。

（2）用双手大鱼际按揉太阳穴50次，力度以产生局部酸痛感为宜。

（3）按揉首面穴、肝穴、胃穴、肾穴各30~50次，力度适中。

（4）用拇指螺纹面推下桥弓左右各10次，力度适中。

（5）用力拿捏风池穴10~20次，至局部有酸胀感为度。

（6）用大鱼际按揉摩擦面颊部2~3分钟，以产生温热感为佳。如牙痛较剧烈，可增加按摩时间。

耳部按摩法

【有效穴位】

牙痛点、胃、神门、喉牙、上颌、下颌、肾上腺（图4-88）。

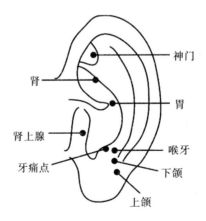

图4-88　牙痛耳部按摩有效穴位

【按摩方法】

（1）棒推耳部牙痛点、喉牙、胃、肾上腺、神门各3分钟，频率为每分钟90次，力度以柔和为宜。

（2）指揉肾穴，上、下颌各3分钟，频率为每分钟75次，力度适中。

爱心贴士

（1）注意口腔卫生，养成"早晚刷牙，饭后漱口"的良好习惯。

（2）注意饮食，忌吃冷热酸辣食品，避免牙齿受到较大刺激。

（3）睡前不宜吃糖、饼干等淀粉之类的食物。

（4）勿吃过硬的食物，少吃过酸、过甜、过冷、过热的食物。

（5）牙痛停止后，可到医院检查原发病因。

二、耳鸣

耳鸣是累及听觉系统的许多疾病不同病理变化的结果。病因复杂，机制不清，主要表现为无相应的外界声源或电刺激，而主观上在耳内或颅内有声音感觉，患者自觉一侧或两侧耳内有各种不同的声音或响声，如蝉鸣、放气、水涨潮声等，在安静的环境中其感觉更为明显。耳鸣的发生主要是由于听觉的传导器、感音器、听神经传导路的障碍、耳部疾病以及患有全身其他系统疾病引起。

中医学认为耳鸣的发生主要在于肝肾。肾阴不足，虚火上炎，或肝胆火旺，上扰清窍，引起耳中鸣声不断及听力下降。头部按摩可泻肝补肾，祛风化痰，促进患部淋巴液及血液循环，使外、中、内耳听觉感受器官及听神经功能恢复正常。

头部按摩法

【有效穴位】

经穴与经外奇穴：百会、耳门、听宫、听会、翳风、角孙、完骨、风池、太阳、四神聪、百劳、安眠等（图4-89）。

头穴：晕听区、感觉区（图4-89）。

面穴：首面穴、肾穴、肝穴。

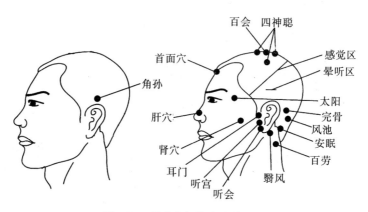

图 4-89　耳鸣头部按摩有效穴位

【按摩方法】

（1）用中指指端点按耳门、听宫、听会、翳风、角孙各 200 次，点按时应有明显胀痛感。

（2）用拇指桡侧缘直推晕听区、感觉区各 200 次，力度轻缓柔和。

（3）按揉百会、太阳、四神聪、百劳、完骨、安眠各 50~100 次，力度轻缓平稳。

（4）按揉首面穴、肝穴、肾穴各 200 次，力度适中。

（5）用大鱼际按揉太阳穴 50 次，局部要有较强的酸胀感。

（6）以拇指和示、中指螺纹面相对用力拿捏风池 20 次。

（7）由前向后用五指拿头顶，至后头部改为三指拿，顺势从上向下拿捏项肌 3~5 次。

（8）用双手大鱼际从前额正中线抹向两侧，在太阳穴处按揉 3~5 次，再推向耳后，并顺势向下推至颈部，做 3 遍。

耳部按摩法

【有效穴位】

心、肝、肾、内耳、皮质下、神门（图 4-90）。

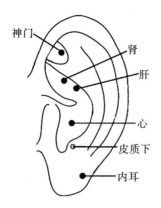

图 4-90　耳鸣耳部按摩有效穴位

【按摩方法】

（1）两示指按揉两侧翳风、听宫、听会、耳门诸穴，顺时针揉转 20 圈，再逆时针揉转 20 圈。

（2）两拇指腹紧贴耳后，两中指指腹紧贴耳屏前，两手同时用力上下来回摩擦为 1 次，反复操作 10 次。

（3）双手十指屈曲成耙形，从前额向后枕部梳理，经枕骨向下五指并拢，两手横掌分别紧贴两耳，用掌心摩耳。如此反复进行 20 次。

（4）用两手示指分别塞入两耳道，吸气；转几圈骤然拔出，呼气。反复进行 20 次。

（5）用两手横掌分捂两耳，两手示指并拢按压后脑枕骨下不动，吸气，两掌心骤然离开，呼气。两掌再捂耳，一吸一呼，反复进行 20 次。

（6）用耳穴压豆法选取心、肝、肾、内耳、皮质下、神门，如贴压王不留行子，双耳交替，隔日一次，5 次为一疗程。

〜〜〜〜 *爱心贴士*

　　（1）禁止挖耳，保持耳道清洁，避免疲倦，对治疗和预防均有积极意义。

　　（2）由全身性疾病引起的耳鸣，应积极治疗原发病；耳道有器质性病变手术指征者，应及时进行手术治疗。

三、过敏性鼻炎

过敏性鼻炎又称变应性鼻炎，是鼻黏膜的变应性疾病，常常被误认为伤风感冒。常见的过敏原主要有牛奶、鱼、虾、牛肉、羊肉等，其他如灰尘、毛类、花粉、寒冷等。过敏性鼻炎的主要症状有眼发红、发痒及流泪，鼻痒、鼻涕多，且多为清涕，感染时为脓涕，鼻腔不通气，耳闷，打喷嚏（通常是突然和剧烈的），嗅觉下降或者消失，头晕、头痛等。头部按摩对治疗过敏性鼻炎有较好的效果。头部按摩能够宣肺通窍、清热消炎、增强鼻的抗病能力。

头部按摩法

【有效穴位】

经穴与经外奇穴：百会、迎香、印堂、阳白、丝竹空、太阳、上星、巨髎、翳风、风池、鼻通等（图4-91）。

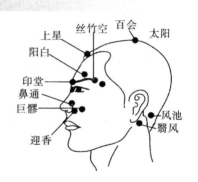

图4-91　过敏性鼻炎头部按摩有效穴位

【按摩方法】

（1）一手示、中、环指按头顶，用中指按揉百会穴，其他两指辅助，按揉2~4分钟。

（2）两手示、中指按住鼻脊两侧，上下搓摩2~4分钟，力度适中，不可过重，以局部皮肤红润为度。

（3）两手示指侧往返推摩迎香、鼻通穴，持续推摩4~6分钟。

（4）两手中指按住印堂穴，示、环指辅助，依次向阳白穴、丝竹空穴、太阳穴推擦，反复操作3~5分钟。

（5）用中指指端点揉上星、巨髎、翳风、风池等穴各30~50次，力度适中。

耳部按摩法

【有效穴位】

内鼻、额、肺、肾上腺（图4-92）。

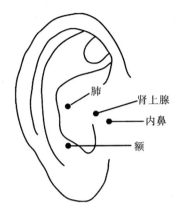

图 4-92　过敏性鼻炎耳部按摩有效穴位

【按摩方法】

用指甲尖按压耳部内鼻、额、肺、肾上腺各 1 分钟。

爱心贴士

(1) 要尽量远离过敏原，防止呼吸道反复感染。

(2) 注意保暖，经常参加体育锻炼，适当参加户外活动，以增强抵抗力，改善自身的过敏性体质。

(3) 在秋冬季或感冒流行期间，外出戴口罩，避免公众集会，尽量少去公共场所，对发病者做好隔离工作，对污染的室内可用白醋熏蒸进行空气消毒。

四、慢性鼻炎

慢性鼻炎是指鼻黏膜及黏膜下层的慢性炎症。急性鼻炎反复发作或者治疗不彻底是造成慢性鼻炎最常见的原因。另外，慢性扁桃体炎、鼻中隔偏曲和鼻窦炎等邻近组织病灶反复感染的影响，或者受外界有害气体、粉尘、干燥、高温、潮湿等长期刺激，以及急性传染病或慢性消耗性疾病，都可导致本病的发生。慢性鼻炎的主要症状有鼻塞、流涕，遇冷空气刺激时加重，鼻腔分泌物为黏液脓性，鼻腔分泌物增多，一般可伴有嗅觉减退，咽喉干燥，有的患者由于鼻塞而发生头痛、头晕等症状。

中医学认为慢性鼻炎主要与肺的功能有关，因为"鼻为肺之窍"，鼻的各种功能正常，主要依赖肺气的作用。头部按摩能够宣肺通窍，清热消炎，增强鼻的抗病能力。

头部按摩法

【有效穴位】

经穴与经外奇穴：百会、通天、风池、天柱、迎香、睛明、囟会、口禾髎、印堂、巨髎、太阳（图 4-93）。

头穴：胸腔区（图 4-93）。

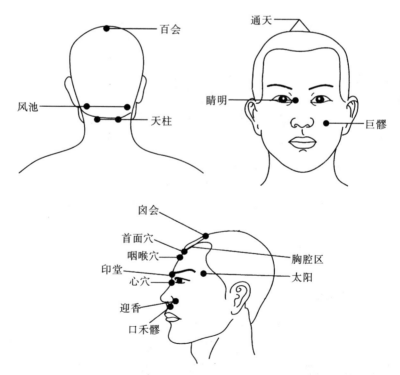

图 4-93　慢性鼻炎头部按摩有效穴位

面穴：首面穴、心穴、咽喉穴等（图 4-93）。

【按摩方法】

（1）按压头部的百会、通天穴各 30 ~ 50 次，力度稍重，以胀痛为宜。

（2）用中指指端点揉迎香、睛明、囟会、印堂、巨髎、风池、天柱、口禾髎等各 30~50 次，力度轻柔平缓。

（3）用双手拇指桡侧缘交替推印堂至囟会 100 次。

（4）用拇指桡侧缘推按胸腔区 50 次。

（5）用双手拇指螺纹面按揉太阳、印堂各 30~50 次，力度适中。

（6）按揉首面穴、心穴、咽喉穴各 30~50 次。

（7）用中指指端叩击咽喉穴 50~100 次。

（8）用双手示指螺纹面从睛明开始向下推抹鼻翼，不拘次数，以局部有温热感为度。

耳部按摩法

【有效穴位】

内鼻、肾上腺、额等（图 4-94）。

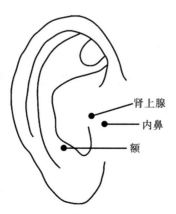

图 4-94　慢性鼻炎耳部按摩有效穴位

【按摩方法】

（1）指揉耳部内鼻穴 3 分钟，频率为每分钟 60 次，力度轻重兼施，以偏重为主，但要适度。

（2）棒揉耳部肾上腺穴 3 分钟，频率为每分钟 60 次，力度轻柔缓和。

（3）棒推耳部额穴 3 分钟，频率为每分钟 75 次，力度适中。

爱心贴士

（1）患者平时应当加强锻炼，适当进行户外活动，增强抵抗力。

（2）注意营养，多吃含维生素丰富的食物。

五、口腔溃疡

口腔溃疡是日常生活中的常见症状，是发生在口腔黏膜上的表浅性溃疡，大小可从米粒至黄豆，呈圆形或者卵圆形，溃疡面凹陷、周围充血，通过休息、饮食调节和保持排便通畅等可以自愈。维生素 B 缺乏或心火上炎是引起口腔溃疡的主要原因。临床主要表现为口唇、舌红肿发炎或产生水疱等，当疼痛剧烈时，喝水和进餐都会感到困难。

头部按摩法

【有效穴位】

经穴与经外奇穴：颊车、四白、印堂、迎香、风池、风府、地仓、人中、攒竹、太阳等（图 4-95）。

【按摩方法】

（1）用双手示指指腹按揉颊车、四白、印堂、迎香，每穴按揉 0.5 分钟。

（2）用示指点按风池、风府穴，每穴 0.5 分钟，逐渐用力，以局部产生酸胀感为度。

（3）用中指点按地仓、承浆、人中，并且作环形按揉 1 分钟。

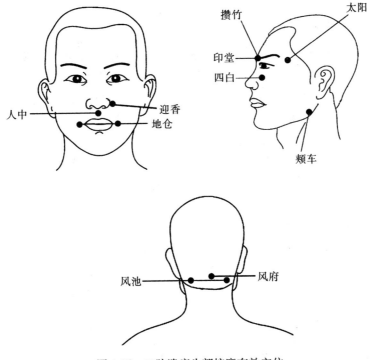

图 4-95　口腔溃疡头部按摩有效穴位

（4）用双手中指指腹自攒竹穴沿眉弓分推至太阳穴，按揉太阳穴，时间为 1 分钟。

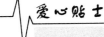

（1）平常应注意保持口腔清洁，经常用淡盐水漱口。

（2）戒除烟酒，生活起居有规律，保证充足的睡眠。

（3）平时要坚持体育锻炼。

（4）饮食宜清淡，多吃蔬菜水果，少食辛辣、厚味的刺激性食品，保持排便通畅。

六、慢性咽炎

慢性咽炎为咽部黏膜、黏膜下及淋巴组织的弥漫性炎症，常为呼吸道慢性炎症的一部分。其病程较长，反复发作，多由急性咽炎反复发作逐渐转变而成，尤与长期嗜烟酒、辛辣及有害气体刺激有关。此外，慢性鼻炎、鼻窦炎患者常因脓性分泌物刺激咽部，长期过量喝酒吸烟，粉尘、化学气体刺激咽部，发音过度以及上呼吸道感染均可导致慢性咽炎。

慢性咽炎特点：咽部疼痛、干燥、发痒、灼热、异物感、声音粗糙嘶哑或失音，咽部黏膜充血、增厚，由于咽部有黏腻液状物附着，可引起咳嗽、咳黏痰。

中医称之为"慢喉痹"或"虚火喉痹"。基本病机为肺肾阴虚、虚火上炎，灼伤咽喉。中医学认为慢性咽炎多属肺肾阴虚、气滞血瘀，治疗应以养阴清肺、滋阴降火、行气活血为主。头部按摩可较好地协调五脏六腑的功能，改善咽部血液循环，消炎利咽止痛，增强咽部的抗病能力。

头部按摩法

【有效穴位】

经穴与经外奇穴：翳风、廉泉、风池、下关、太阳、百劳、桥弓等（图4-96）。

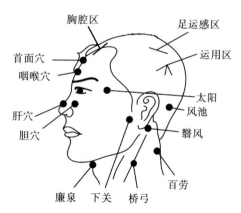

图4-96　慢性咽炎头部按摩有效穴位

头穴：足运感区、胸腔区、运用区等（图4-96）。

面穴：首面穴、咽喉穴、肝穴、胆穴等（图4-96）。

【按摩方法】

（1）按揉太阳穴50次，向前向后各25次，力度以产生胀痛感为宜。

（2）用中指指腹点揉翳风、廉泉、下关、咽喉穴各50~100次。

（3）按揉百劳、首面穴、咽喉穴、肝穴、胆穴各30~50次。

（4）用拇指桡侧缘推按运用区、足运感区、胸腔区各50~100次。

（5）用拇指指腹推桥弓左右各10次。

（6）用中指指端叩击咽喉穴50~100次。

（7）拿捏风池穴10~20次。

耳部按摩法

【有效穴位】

咽喉、肺、脾、大肠、肾、肾上腺、神门（图4-97）。

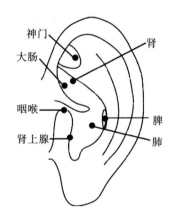

图4-97　慢性咽炎耳部按摩有效穴位

【按摩方法】

（1）选取咽喉、肺为主穴，再选取1~2个穴位作为配穴。

（2）常规消毒耳郭，皮肤干燥后，将1粒王不留行子或莱菔子置于0.5厘米×0.5厘米方的麝香止痛膏上，贴于穴位，并在药粒处按压，每天按压6~8次，以产生胀痛感为宜。隔日1次，10次为1疗程。

（3）如果没有王不留行子或莱菔子，用牙签点按反射区也可起到相应的作用。

〰️ 爱心贴士

（1）养成良好的生活习惯，保持良好的心情及保证充足的睡眠。

（2）避免粉尘、烟雾、化学气体刺激咽部。尽量避免在污染的环境下长时间停留。

（3）多吃富有营养及清润作用的食物，如萝卜、菜花等。少吃煎炒和辛辣刺激性食物，不要饮烈性酒，不吸烟。

（4）多参加体育锻炼，增强自身抵抗力，预防感冒等上呼吸道感染。

（5）选择太极拳等锻炼身体，增强体质，预防感冒等上呼吸道感染。

（6）可配合适当的药物治疗，如草珊瑚含片等，以提高疗效。

七、近视

近视是临床常见眼病，是指视远物模糊不清，视近物仍正常。本病以青少年居多，由先天性遗传和后天环境等因素引起。其他原因有营养不良、微量元素的缺乏、龋齿等都与近视的发生有一定关系。近视症状表现为远处的物体、字迹辨认困难，也会出现眼胀、头痛、视力疲劳等症状。由于眼的调节器官痉挛引起的近视，称为假性近视。

中医学上近视又称为"能近怯远症"，主要由于先天禀赋不足，肝血虚、肾精亏，不能灌注于目而导致光华不能。先天性遗传因素的近视治疗很难见效，而后天近视只要治疗及时，治疗方法正确，症状一般会明显好转或减轻。头部按摩具有养血安神，明目定志，消除痉挛的作用。对于治疗假性近视效果较好。

头部按摩法

【有效穴位】

经穴与经外奇穴：睛明、攒竹、承泣、神庭、丝竹空、瞳子髎、四白、率谷、风池、太阳、印堂、百劳、四神聪、鱼腰（图4-98）。

头穴：视区、运用区、感觉区（图4-98）。

面穴：首面穴、肾穴、肝穴（图4-98）。

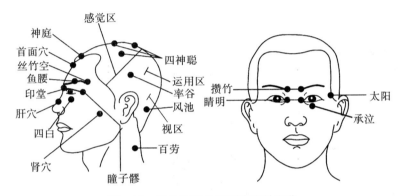

图 4-98　假性近视头部按摩有效穴位

【按摩方法】

（1）用双手拇指桡侧缘交替推印堂至神庭30~50次。

（2）用双手拇指螺纹面分推攒竹，经鱼腰、丝竹空，至两侧太阳穴30~50次。

（3）用大鱼际按揉太阳穴30次，即向后转动。

（4）用拇指桡侧缘推按视区、眼球协调运动中枢、感觉区、运用区各50~100次，力度轻重兼施，以轻柔为佳。

（5）按揉睛明、攒竹、承泣、神庭、四白、丝竹空、瞳子髎、四神聪、百劳各30~50次，力度适中。

（6）按揉首面穴、肝穴、肾穴各30~50次。

（7）双手示指微屈，以示指桡侧缘从内向外推抹上下眼眶，上下各50次。

（8）以一指禅推法绕"∞"字推按眼眶 3~5 次，力度适中。

（9）用中指指端叩击视区、眼球协调运动中枢各 50~100 次。

（10）以率谷穴为中心，用拇指桡侧缘扫散头部两侧胆经各 30~50 次。

（11）用力拿捏风池穴 30~50 次，以产生胀痛感为宜。

（12）摇动颈椎左右各 10 转。

（13）由前向后用五指拿头顶，至后头部改为三指拿，顺势从上向下拿捏项肌 3~5 次。

耳部按摩法

【有效穴位】

眼、目₁、目₂、肝、肾等（图 4-99）。

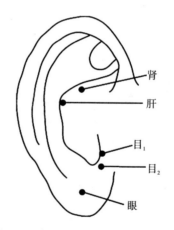

图 4-99　假性近视耳部按摩有效穴位

【按摩方法】

（1）捏揉耳部眼穴 3 分钟，频率为每分钟 90 次，力度轻柔缓和。

（2）棒揉耳部目₁、目₂各 3 分钟，频率为每分钟 75 次，力度适中。

（3）棒按耳部肝穴 3 分钟，患者配合上下左右转动眼球。

（4）指揉耳部肾穴 3 分钟，频率为每分钟 75 次，力度轻重兼使，以产生胀感为宜。

爱心贴士

（1）创造良好的照明条件，亮度适中。切勿在卧床、走路或乘车时看书。

（2）注意用眼卫生，加强营养，看书时保持距离，端正坐姿，时间不要太长。

（3）养成良好的饮食习惯，保证充足的营养。摄入丰富的蛋白质和维生素。多吃含钙食物，如牛奶、豆制品、鱼虾等；并搭配食用动物的肝脏、蛋黄、绿色蔬菜等富含维生素D的食物，以增加钙的吸收与利用。

（4）多参加户外活动，严格控制看书、看电视和用电脑的时间，从根本上减少各种导致近视的诱发因素。

（5）经常做眼保健操，每天上下、左右转动眼球各10～20次，需长时间用眼时注意多放松眼部肌肉。

（6）发现近视后应及时检查治疗，以免度数加重。

八、视疲劳

视疲劳是目前常见的眼科疾病之一，症状多种多样，常见的有近距离工作不能持久，出现眼及眼眶周围疼痛、视物模糊、流泪、眼睛干涩等，严重者可伴有头痛、恶心、眩晕。视疲劳不是独立疾病，而是由于各种原因引起的疲劳综合征。发病原因也是多种多样的，常见的有：①眼睛本身的原因，如近视、远视、散光等屈光不正、调节因素、眼肌因素、结膜炎、角膜炎、佩戴眼镜不合适等；②全身因素，如神经衰弱、身体过劳、癔病或更年期的妇女；③环境因素，如光照不足或过强，光源分布不均匀或闪烁不定，注视的目标过小、过细或不稳定等。

头部按摩法

【有效穴位】

经穴与经外奇穴：睛明、印堂、承泣、四白、瞳子髎（图4-100）。

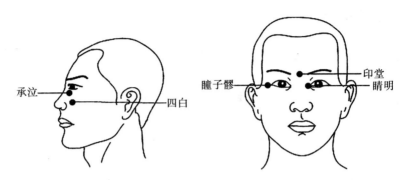

图 4-100　视疲劳有效穴位图

【按摩方法】

（1）先用拇指、示指自内向外按摩上下眼眶；再用示指、中指并拢或者分别按顺时针与逆时针方向按压眼周，环转 3 周，轻重适宜。

（2）按摩者用两手示指轻揉两侧睛明穴，指尖轻轻按压此穴，并向上下左右推按。

（3）用双手示指指尖左右轻拨阳白，指定有筋脉滚动，眼球可出现胀感。此法隔日拨 1 次，不可多用。

（4）在示指轻按眼球的基础上，用示、中指和环指轻轻捏拿眼球，并行按颤动作，也可用多指或大鱼际轻按眼球。用力适宜。

（5）以示、中指分别捏拿上下眼睑，快拿快放；用中指指背滑拨上下眼眶。

（6）在双拇指揉压两侧颈肌的基础上，两手分托下颌与后枕并微微向上提伸。

（7）取坐位或者仰卧位均可，两眼自然闭合，然后依次按摩眼周的睛明、攒竹、太阳、四白、印堂、承泣各 3 分钟。手法轻缓，以局部有酸胀感为度。

（8）如患者多泪，可加用指压承泣。

（9）若患者眩晕，可用单拇指按压印堂。

爱心贴士

（1）日常生活要有规律，休息及睡眠要充分。

（2）改善工作环境，照明光线要明暗适中，直接照明与间接照明相结合，使工作物周围的亮度不过分低于工作物的亮度。

（3）干燥季节或使用空调时，室内要保持一定湿度。

（4）要注意用眼卫生。坐姿要端正，视物要保持适当距离。避免长时间、近距离、过于精细的工作。

（5）要多吃富含维生素A、维生素B的食物，如胡萝卜、韭菜、菠菜、番茄、豆腐、牛奶、鸡蛋、动物肝脏、瘦肉等。

（6）长期使用电脑时，屏幕的清晰度要好，亮度要适中，眼睛与屏幕的距离应当在60厘米左右，双眼平视或者稍向下注视荧光屏，每工作1小时休息5~10分钟，尽量远眺、放松并多眨眼睛。

第七节　常见皮肤科疾病的头部按摩

一、痤疮

痤疮俗称青春痘，是一种毛囊、皮脂腺的慢性炎症，因皮脂腺管与毛孔的堵塞，引起皮脂外流不畅所致。本病以青壮年较为多见，好发于面部、上胸、肩胛间。初为毛囊性小丘疹，顶端有黑色栓塞物，故称黑头粉刺，用手挤压后可排出牙膏样乳酪物，严重者可有脓疱、结节、脓肿、瘢痕及色素沉着。

中医学认为，本病多因腠理不密，外邪侵袭，肺气不清，外受风热，膏粱厚味，胃热上蒸，脾湿化热，湿热夹痰，或因月经不调，瘀滞化热所致。头部按摩对治疗痤疮具有一定的疗效。

头部按摩法

【有效穴位】

经穴与经外奇穴：印堂、神庭、攒竹、阳白、太阳、百会、风池、风府、四神聪、率谷等（图 4-101）。

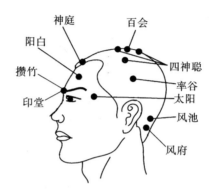

图 4-101　痤疮头部按摩有效穴位

【按摩方法】

（1）用双手拇指桡侧缘交替推印堂至神庭穴 20~30 次，至局部有微热感为宜。

（2）用双手拇指螺纹面分推攒竹穴，经阳白穴至两侧太阳穴 20~30 次。

（3）用拇指螺纹面按揉百会、风府、印堂、四神聪穴各 20 次，以可耐受为度，至局部有轻微痛感即可。

（4）用双手大鱼际按揉太阳穴 30 次，方向旋转向前。

（5）以率谷穴为重点扫散头侧面左右各 30 次。

（6）用力拿捏风池 20 次，以局部有酸胀感为宜。

（7）由前向后由五指拿头顶，至后头部改为三指拿，顺势从上向下拿捏项肌 5~10 次。

（8）用双手大鱼际从前额正中线抹向两侧，在太阳穴处按揉 3~5 次，再推向耳后，并顺势向下推至颈部。连续按摩 3~5 遍。

爱心贴士

（1）注意面部的清洁卫生，经常清除过多的油脂，保持皮脂腺的畅通。不要乱用护肤品，禁用溴、碘类药物。

（2）患者要注意调整饮食结构，改变饮食习惯，饮食宜清淡，忌食辛辣肥甘之品，多吃蔬菜和水果，保持排便通畅。

（3）常用热水、肥皂洗涤患部。颜面局部红肿热痛，皮肤有损害时，切忌用手挤捏，以免感染发炎，宜做头部按摩和耳穴按摩。

（4）克服急躁情绪，保持心情舒畅。

（5）出现痤疮感染、头痛发热者，应去医院治疗。

二、湿疹

湿疹是一种过敏性炎症性皮肤病，临床以皮疹对称性分布，多形损害，剧烈瘙痒，有渗出倾向，反复发作，易成慢性为特征。本病的病因比较复杂，某些全身性疾病、精神神经因素以及食物过敏、物理因素、局部刺激均可引起发病。变态反应、新陈代谢障碍、内分泌功能失调等是湿疹发生的内在原因。湿疹在临床上有急、慢性之分，男女老幼都可发病。

中医称本病为"湿疮"，基本病机为禀赋不耐，风湿热邪客于肌肤，病久血虚风燥，肌肤失养。

头部按摩法

【有效穴位】

经穴与经外奇穴：百会、天柱（图4-102）。

【按摩方法】

（1）用示指指端按压头顶百会穴3分钟，力度较重。

（2）用中指用力按揉天柱穴2分钟，以有酸胀感为宜。

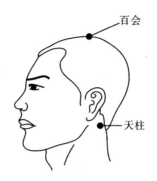

图 4-102 湿疹头部按摩有效穴位

爱心贴士

（1）避免各种外界刺激，如热水烫洗、暴力搔抓、过度洗拭以及接触或使用皮毛制品等敏感物品。

（2）注意饮食起居，避免食用致敏和刺激性的食物，如鱼、虾、浓茶、咖啡、酒类等。

（3）治疗的同时，要积极寻找本病的发生原因，详细了解患者的工作环境、生活习惯、饮食、嗜好及思想情绪等方面的情况，并对全身情况进行全面检查，及时发现有无病灶及内脏疾病，以除去可能的致病因素。

三、荨麻疹

荨麻疹是一种以风团或局限性水肿为主要表现的瘙痒性过敏性皮肤病。患者在接触过敏原时，会出现皮肤发痒、发红或者有颗粒状疹子，严重时会有红肿、溃烂或发热。引起荨麻疹的病因很多，但是大多数是某些物质引起的变态反应或血管神经功能障碍造成的。本病分为急性、慢性两种。急性荨麻疹发病急骤，初起局部发生瘙痒，抓后皮肤潮红，迅速出现扁平局限性疹块，大小不等，呈圆形或不规则形，颜色鲜红或中央呈白色，边缘呈红色，有明显瘙痒及轻度灼热感。一般 1~2 小时后逐渐消退，消退后不留痕迹。慢性荨麻疹多由急性荨麻疹迁延而来，少则数月，长则 1~2 年，一般抗过敏治疗无效。

　　本病中医称为瘾疹，认为急性荨麻疹多因风邪郁于皮毛，或内有食滞、邪热，复感风寒所致；而慢性多因情态不遂，肝郁不舒，郁久化热，伤及阴液所致。头部按摩对于治疗荨麻疹具有良好的效果。

头部按摩法

【有效穴位】

经穴与经外奇穴：百会、天柱、太阳、攒竹、印堂等（图 4-103）。

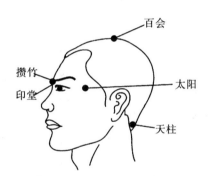

图 4-103　荨麻疹头部按摩有效穴位

【按摩方法】

（1）用示指指端按压头顶百会穴 2 分钟，力度较重。

（2）用一手拇、示指用力按压天柱穴 1 分钟，以有酸胀感为宜。

（3）用两手拇指桡侧缘由攒竹穴经眉弓穴推至太阳穴，点揉太阳穴，反复操作 2 分钟。

爱心贴士

（1）患者要注意饮食起居，避免摄食易致敏的食物和药物，忌食鱼腥、虾蟹、酒类、浓茶、咖啡、葱韭、辛辣等海鲜和刺激性食物。保持排便通畅。

（2）注重查找病因，注意药物因素引起的过敏，应特别注意慢性病灶、肠寄生虫、胃肠道障碍等，并给予积极的治疗。

（3）注意卫生，避免不良刺激。

（4）保持健康心态，提高身体抵抗力。

四、皮肤瘙痒

临床上将只有皮肤瘙痒而无原发性皮肤损害者，称为瘙痒症。此病可以全身发生，尤以面、背和四肢为多。皮肤瘙痒主要分为泛发型与局限性两种，泛发性皮肤瘙痒症患者最初皮肤瘙痒仅局限于一处，进而逐渐扩展至身体大部或者全身，瘙痒常为阵发性，以夜间为重，由于不断搔抓，出现抓痕、血痂、色素沉着及苔藓样变化等继发损害；局限性皮肤瘙痒症可发生于身体的某一部位，常见的有肛门瘙痒症、阴囊瘙痒症、女阴瘙痒症和头部瘙痒症等。头部按摩对于治疗皮肤瘙痒具有良好的效果。

头部按摩法

【有效穴位】

经穴与经外奇穴：百会、天柱、风池等（图4-104）。

【按摩方法】

（1）用示指指端按压头顶百会穴2分钟，力度较重。

（2）用中、示指用力按压天柱穴1分钟，以有酸胀感为宜。

（3）用中、示指拿捏风池穴2分钟，经有酸胀感为宜。

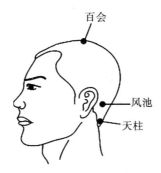

图4-104 皮肤瘙痒有效穴位

爱心贴士

（1）应减少洗澡次数，洗澡时不要过度搓洗皮肤，不用碱性肥皂。

（2）要戒烟酒、浓茶、咖啡及一切辛辣刺激食物，饮食中适度补充脂肪。

（3）内衣穿着以棉织品为宜，应宽松舒适，避免摩擦。

（4）生活要有规律，早睡早起，适当锻炼。

（5）及时增减衣服，避免冷热刺激。

（6）放松精神，避免恼怒忧虑，树立信心。

五、神经性皮炎

神经性皮炎是一种皮肤功能障碍性疾病，并具有明显的皮肤损害，多发生在颈后部或其两侧、肘窝腘窝、前臂、大腿、小腿及腰骶部等。神经性皮炎的常因风湿热毒蕴于肌肤，阻滞经络，日久生风化燥，肌肤失养所致。此类皮炎常成片出现，呈三角形或多角形的平顶丘疹，皮肤增厚，皮脊突起，皮沟加深，形似苔藓，大多呈淡红或淡褐色，剧烈瘙痒是其主要的症状。头部按摩对于治疗神经性皮炎具有良好的效果。

头部按摩法

【有效穴位】

经穴与经外奇穴：百会、印堂、神庭、风池、太阳、安眠等（图 4-105）。

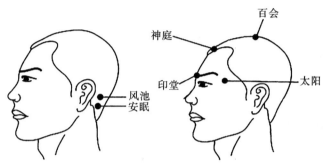

图 4-105　神经性皮炎的头部按摩有效穴位图

【按摩方法】

（1）用双手中指推按印堂至神庭 1.5 分钟。

（2）用拇示指拿捏风池穴 1 分钟。

（3）用示指螺纹面按揉百会、安眠各 1 分钟。

（4）用拇指按揉太阳穴 0.5 分钟，力度宜适中。

爱心贴士

（1）平时要少吃海鲜、羊肉等食物，多吃水果和蔬菜，避免饮酒和食用刺激性食物。

（2）平时应养成良好的卫生习惯，搞好个人卫生，要经常用温水和肥皂作局部清洗，以清洁面部皮肤，阻断感染因素，以免刺激油脂的分泌。同时不用油脂性护肤品或化妆品等。

（3）忌用手搔抓或热水烫洗，不宜穿过硬的内衣，以免刺激皮肤。

第五章　美容保健头部按摩

第一节　美容保养按摩

一、美白

美白按摩，可以促进面部皮肤的血液循环，并且促进肌肤通过毛细血管网和淋巴组织来吸收营养成分，及时排除废物和去除老化角质，进而达到延缓衰老的目的。另外，人体的末梢神经大多分布在真皮组织，用手指轻轻按摩脸部肌肤能够有效刺激面部末梢神经，加强面部肌肉的收缩力，提高肌肤的弹性，减少脸部皱纹，使脸部肌肤更加丰满结实。

【有效穴位】

经穴与经外奇穴：太阳、人中、承浆等（图5-1）。

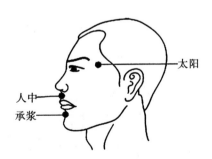

图 5-1　美白的头部按摩有效穴位

【按摩方法】

（1）由额头中间开始，用中指和环指在前额以打圈的方式按向太阳穴，重复 3 次。

（2）由内眼角开始，以顺时针的方向按摩眼部一圈。重复 5 次，力度以感觉舒适为宜。

（3）由内眼角开始，从眼眶向外按摩，至太阳穴处稍用力按压。

（4）在鼻脊上下按摩 10 次，鼻翼上下按摩 10 次。

（5）由人中开始，顺时针的方向按向下唇中间的承浆穴。

（6）由下颌开始，以顺时针的方式向上打圈至太阳穴，用力按压。

二、祛雀斑

雀斑是脸部常见的色素沉着斑点，为淡黄色、黄褐色或褐色斑点，呈圆形、卵圆形或不规则形，主要集中在脸部，尤其是双眼到两颧骨突出的部位。雀斑为常染色体显性遗传，以夏季更为严重，病变的发展与日晒有直接的关系。在雀斑家族的每个人的基因里都有这种雀斑染色体片段，世代相传，但不是人人都表现出来。雀斑并不是出生就有，而是在 7~8 岁出现。雀斑多见于女性，儿童期就可出现，往往到青春期最为明显。在夏季日晒后即加重，冬季减轻。经常进行面部按摩，有利于皮肤的活化及毒素的排出，有效预防或减轻雀斑问题。

【有效穴位】

耳穴：面颊、内分泌、皮质下、肾、脾等（图 5-2）。

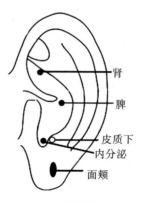

图 5-2　祛雀斑的耳部按摩有效穴位

【头部按摩方法】

（1）拇指伸直，其余四指握起，用拇指端点压斑面中心，用力由轻到重，稳而持续。按压点由中心向外做周围扩展，达到斑的边缘。

（2）拇指肚在斑面区环形揉动，用力轻柔缓和，每分钟 50~60 圈次，动作协调有节奏，作用部位为表皮与真皮之间，在每个位置上做半分钟。

（3）中指和环指指腹点按斑面，由内向外做直线抹动，压力应均衡，抹动速度宜缓慢。

（4）两手掌心对擦，产生热量，将掌面放在整个斑面上，做环行而有节奏地摩动，频率为每分钟 50~60 次，有利于已向局部扩散的色素快速吸收。

【耳部按摩方法】

（1）清洁耳部后，轻揉耳舟及耳郭部，由上至下 5~8 次，以局部有轻痛感为宜。

（2）先在面颊、内分泌、皮质下、肾反射区用重按轻提的手法，反复 10~20 次，手不离开皮肤，以可以耐受为度，双耳交替按摩。

（3）点按脾反射区 3~5 分钟，力度适中，揉掐至局部皮肤红润为止。

（4）最后轻揉以上重点反射区，每区 5~6 次，持续 5 分钟，力度由轻到重，再由重到轻，均匀按摩，双耳交替放松。

三、祛青春痘

青春痘又叫痤疮、粉刺、毛囊炎，多发于皮脂腺分泌密集的头、颈、背、臀等处，因皮脂腺分布旺盛，排泄口阻塞、发炎所引发的一种病症。青春期时，体内的激素会刺激毛发生长，促进皮脂腺分泌更多油脂，使细菌附着，引发皮肤红肿的反应。由于这种症状常见于青年男女，所以才称为青春痘。并发感染时，囊肿表面和周围有炎症反应，局部出现丘疹、脓包、结节、瘢痕等。其实，青少年不一定都会长青春痘，而青春痘也不一定只出现在青少年的身上。

【有效穴位】

经穴与经外奇穴：印堂、神庭、攒竹、阳白、太阳、百会、风池、风府、四神聪、率谷等（图 5-3）。

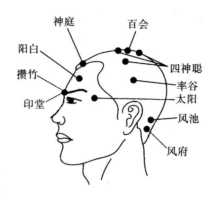

图 5-3 祛痘的头部按摩有效穴位

【按摩方法】

（1）用双手拇指桡侧缘交替推印堂至神庭穴 20~30 次，至局部有微热感为宜。

（2）用双手拇指螺纹面分推攒竹穴，经阳白穴至两侧太阳穴 20~30 次。

（3）用拇指螺纹面按揉百会、风府、印堂、四神聪穴各 20 次，以可耐受为度，至局部有轻微痛感即可。

（4）用双手大鱼际按揉太阳穴 30 次，方向旋转向前。

（5）以率谷穴为重点扫散头侧面左右各 30 次。

（6）用力拿捏风池 20 次，以局部有酸胀感为宜。

（7）由前向后由五指拿头顶，至后头部改为三指拿，顺势从上向下拿捏项肌 5~10 次。

（8）用双手大鱼际从前额正中线抹向两侧，在太阳穴处按揉 3~5 次，再推向耳后，并顺势向下推至颈部。连续按摩 3~5 遍。

四、祛眼袋

眼袋是由于下睑皮肤、皮下组织、肌肉及眶隔松弛，或者眶后脂肪肥大造成的。中医认为，眼袋多是因胃燥化水功能出现衰退，胃功能差，增加眼睑肌肉弹力，影响到营养吸收，致眼睑肌肉失去弹性所致。所以头部按摩可有效消除眼袋。

【有效穴位】

经穴与经外奇穴：睛明、太阳、鱼腰、四白、承泣、攒竹等（图 5-4）。

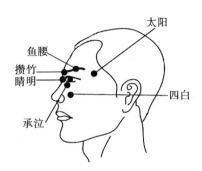

图 5-4 祛眼袋的头部按摩有效穴位

【按摩方法】

（1）示指、中指并拢轻微压颤眼球 10 次，然后按顺、逆时针方向分别按摩眼周 10 次。

（2）双手示指轻揉两侧睛明、太阳穴，并以指尖轻轻按压此穴各 10 次。

（3）双手示指按揉鱼腰穴、四白穴、承泣穴、太阳穴、攒竹穴及眼周围酸胀点各 10 次。

（4）双手大鱼际相互贴紧快速搓擦，感觉大鱼际处发热发烫后，双眼闭合，快速将双手大鱼际敷贴于上眼睑处，可反复操作。

（5）双手拇指、示指对捏耳垂部，并向外下方轻扯 10 次。

五、祛鼻唇沟

鼻唇沟位于双侧面颊与上唇交界处，自鼻翼外缘斜向外下方。鼻唇沟是将面颊部及颌分开的体表标志，也就是人们常提的"面部危险三角"的两条边。鼻唇沟从人的一生中经历了由浅变深、由窄变宽、由短变长的过程。年轻时，鼻唇沟只有在做出笑、噘嘴、鼓腮等面部表情时才明显。随着年龄的增长，面部肌肉越来越松垂，鼻唇沟也越来越明显。因此，经常按摩脸部穴位，能淡化鼻唇沟，彻底掩盖你的真实年龄。

【有效穴位】

经穴与经外奇穴：迎香、口禾髎、颧髎、四白、巨髎、地仓等（图5-5）。

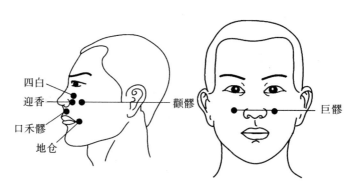

图 5-5　祛鼻唇沟的头部按摩有效穴位

【按摩方法】

（1）在鼻唇沟处涂抹润肤膏，双手中指和环指并拢，从嘴角至鼻根部做螺旋式按摩，往返约30次，以局部有轻痛感为宜。

（2）双手中指平置于鼻唇沟处做均匀有力地按压，持续3~6分钟，至局部有热胀感为宜。

（3）双手四指并拢按于两侧鼻唇沟处，向两侧做牵拉动作30~50次。

（4）双手中指点揉迎香、口禾髎、颧髎、四白、巨髎、地仓穴，以加强局部的弹性。

六、祛黑眼圈

黑眼圈也是我们常说的"熊猫眼"，主要是由于经常熬夜、情绪不稳定、眼部疲劳、衰老、静脉血管血流速度过于缓慢、眼部皮肤红细胞供氧不足、静脉血管中二氧化碳及代谢废物过多，形成慢性缺氧、血液较暗并造成滞流以及眼部色素沉着。经常按摩相关的眼部穴位，可以有效地祛除

"熊猫眼"。

【有效穴位】

经穴与经外奇穴：攒竹、睛明、瞳子髎（图5-6）。

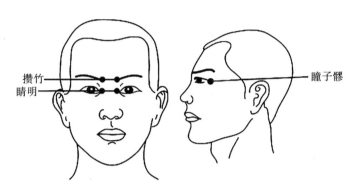

图 5-6　祛黑眼圈的头部按摩有效穴位

【按摩方法】

（1）先将两手示指与中指合起，放在瞳子髎上，然后微闭双眼，轻轻按揉约1分钟。

（2）将拇、示指并拢按摩睛明穴，每次按压3~5秒后松开，2秒后再按，反复5~10次。

（3）用手指指端用力按揉太溪2分钟。

七、美白嫩肤

美白嫩肤的按摩可以促进面部皮肤的血液循环，并促进肌肤通过毛细血管网和淋巴组织来吸收营养成分，及时排除废物，去除老化角质，达到延缓衰老的目的。此外，人体的末梢神经大多分布在真皮组织，用手指按摩脸部肌肤能有效刺激面部末梢神经，加强面部肌肉的收缩力，提高肌肤的弹性，减少皱纹，使肌肤更加丰满结实。休息和睡眠对肤色有很大的影响，长期睡眠不足，不仅影响健康，而且使皮肤血液减慢、血管收缩、血瘀成斑、皮肤变成灰黑色。所以，适当的休息和充足的睡眠是美白嫩肤所必需的。

【有效穴位】

经穴与经外奇穴：太阳、人中、承浆等（图5-7）。

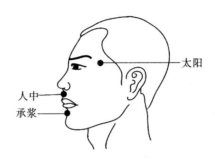

人中
承浆
太阳

图 5-7 美白嫩肤的头部按摩有效穴位

【按摩方法】

（1）由额头中间开始用中指和环指在前额以打圈方式按向太阳穴，重复 3 次。

（2）由内眼角开始以顺时针方向按摩眼部一圈。重复 5 次。力度以感觉舒适为宜。

（3）由内眼角开始从眼眶向外按摩，至太阳穴处稍用力按压。

（4）在鼻脊上下按摩 10 次，鼻翼上下按摩 10 次。

（5）由人中开始，顺时针方向按向下唇中间的承浆穴。

（6）由下颌开始，以顺时针方式向上打圈至太阳穴，用力按压。

八、乌发固发

白发、脱发是中青年人常见的头发病变，其原因十分复杂，主要分先天性和后天性两类。后天性中许多伴随某种疾病发生的，有些则是由于精神过度紧张和营养不良所致。脱发常常表现为头皮上有较厚的油性分泌，头发光亮，稀疏而细，或者头发干燥，头屑多，无光泽，稀疏纤细。青少年白发的原因目前认为与遗传、精神因素、内分泌失调或营养缺乏等因素有关。适当按摩头部，可改善头部血液循环，增加头部对营养成分的吸收，从而达到乌发、固发的目的。

【有效穴位】

经穴与经外奇穴：百会、风池、太阳、四神聪等（图 5-8）。

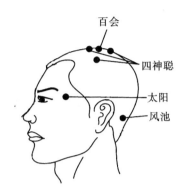

图 5-8　乌发的头部按摩固发有效穴位

【按摩方法】

（1）以拇指指腹按揉百会穴，3~5 分钟，逐渐施力，力度需适中，以不觉眩晕为宜。

（2）两拇指端分别点揉双侧风池穴，向对侧眼球方向施力，逐渐用力，以局部有酸胀感为度。

（3）中指指端运用点法或揉法按摩太阳穴，力度轻缓，由轻至重，再至轻，旋转揉动 5 次，动作连贯，着力深透。

（4）双手示、中指点按四神聪，四指分别按于左、右、上、下神聪，先点按 1 分钟，后按揉 2~3 分钟。

九、纤腰

现代研究认为，腰部脂肪过多，患心脏类疾病和糖尿病的可能性都会增大，因此纤腰就不仅是美的问题了，而是一个严峻的健康问题。能称得上是完美腰线弧度，首先要拥有一个平坦胃部。事实上，许多胃突出现象都是由不良的进食习惯造成的，工作狂们每天吃饭时速度很快，或边吃边打电话，久而久之就会因为吞下太多空气而产生胃胀气，胃部总是鼓胀胀的，难受又难看。在这方面着手改善，就能够打造出美丽的上腰线条。

【有效穴位】

耳穴：腹、臀、髋、坐骨神经、皮质下、脾、肝、胃等（图5-9）。

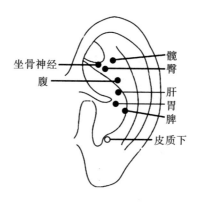

坐骨神经
腹

髋
臀
肝
胃
脾
皮质下

图 5-9　纤腰的头部按摩有效穴位

【按摩方法】

（1）清洁耳部后，轻揉耳郭部，由上至下5~6次，以耳部红润温热为度。

（2）拇、示指相对用力，重按轻提腹、臀、髋、坐骨神经反射区10次，手不离开皮肤，以能耐受为度，双耳交替按摩。

（3）用牙签后端点按脾、肝、胃反射区，以中等力度点按，不可用力过重，避免损伤皮肤，持续3~5分钟。

（4）用掐法在皮质下反射区按摩，至局部皮肤红润为止，持续约5分钟。

（5）最后轻揉每穴5~6次，每穴持续1分钟左右。力度由轻到重，再由重到轻，反复3次。双耳交替进行按摩，按摩时以局部有热、胀、痛感为准。

十、丰胸

女性的乳房主要由乳腺、脂肪及结缔组织构成。乳房的轮廓基础为脂肪和结缔组织，乳腺组织比例很小。脂肪组织呈囊状包于乳腺周围，脂肪的多少是决定乳房大小的关键因素。25岁之后的胸部，不管是生理现象或是体态状况，都会慢慢走向下坡，这时候积极的保养是需要的。每天耐心、细心地对胸部进行按摩，找对了穴位与力度适宜，能防止乳腺阻塞，达到丰胸的效果。

【有效穴位】

耳穴：胸、脑、内分泌、肾上腺等（图 5-10）。

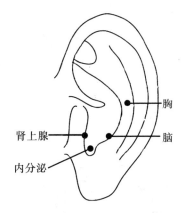

图 5-10 丰胸的头部按摩有效穴位

【按摩方法】

（1）清洁耳部后，轻揉耳舟及耳郭部，由上至下 5~10 次。

（2）在胸部反射区用细棍状物体点按或以重按轻提的手法提拉，反复 10 次，手始终不离开皮肤，以可以耐受为度，双耳交替按摩。

（3）点按脑、内分泌反射区，持续 3~5 分钟，中等力度，反复 3 次。

（4）掐揉或用牙签后端点按肾上腺反射区，至局部皮肤红润为止。

（5）轻揉每穴 5~6 次，持续 1 分钟左右。力度由轻到重，再由重到轻，反复 3 次。双耳交替进行按摩。

十一、嫩肤美颜

嫩肤美颜按摩可以促进面部皮肤血液循环，肌肤通过毛细血管与淋巴组织工作来吸收营养成分，及时排出废物，祛除老化角质，达到延缓衰老的目的。此外，人体末梢神经大多分布在真皮组织，用手指按摩脸部肌肤能够有效刺激末梢神经，加强肌肤的收缩力，提高肌肤弹性，减少皱纹，使肌肤更加丰满。

【有效穴位】

经穴与经外奇穴：百会、印堂、攒竹、鱼腰、承泣、四白、巨髎、迎香、地仓、承浆、太阳、听宫、翳风、颊车（图 5-11）。

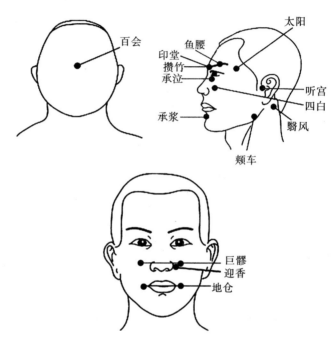

图 5-11　嫩肤美颜的头部按摩有效穴位

【按摩方法】

（1）眉毛作上下运动，尽量抬高两眉，使额头出现横向皱纹，并保持1 分钟再恢复原状，重复 8~10 次；使眉毛作横向运动，尽量将眉头左右拉开，再复原，重复数次。

（2）嘟起嘴唇，将两颊肉内吸，重复操作 8~10 次；把上唇尽量向前突出，重复操作 8~10 次；用双手提起嘴角，再放下，重复操作 8~10 次；口腔做充气和吹气的动作，重复操作 8~10 次。

（3）眨眼动作。先凝视前方，然后用力闭紧双眼，保持5秒，重复操作数次。

眼珠的运动：①眼球作上下运动，使眼球由上至下、由下至上地垂直运动；②眼球作左右运动，眼球由左至右，再从右至左地水平运动，重复数次；③眼球作斜向运动，眼球从右上转到左下，再从左上转到右下，重复数次；④旋转眼球运动，左转8遍，右转8遍。

（4）经常点按以上穴位，能达到美容的效果。

第二节 养生保健按摩

一、头面部保健按摩

头部为诸阳之会，阳经皆聚于头部，头部按摩可安神定志，行气活血，通一身之阳气，头部自我保健按摩可改善头及脑部血液循环，可以令人神清气爽，精力充沛，亦可使发乌根坚，入睡安和。具有清脑开窍、镇静安神、消除疲劳、止痛等作用。对于高血压、神经衰弱、失眠、头晕、头痛、中风偏瘫、遗尿、鼻炎、耳鸣等均有较好的治疗作用。

面部自我保健按摩可以促进面部血液循环及新陈代谢，保持面部肌肤的张力和弹性，可使面色光泽，斑皱不生，是美容及抗衰老的理想方法。同时可以预防感冒、面神经麻痹、面肌痉挛及三叉神经痛等。

1. 抹开天门

天门位于印堂穴至神庭穴，呈一直线。将示指和中指伸直并拢，自印堂穴至神庭穴从下向上，两手交替推抹，称抹开天门。在操作时，闭目凝神，动作轻快流畅，用力宜轻不宜重，时间约1分钟（图5-12）。

2. 分推前额

用两手中指、环指指腹着力，从两眉间印堂穴开始，沿眉弓上

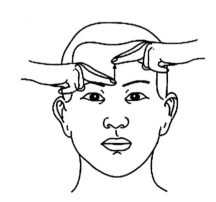

图5-12 抹开天门

缘分抹至太阳穴。起手时，用力可以稍重，速度稍慢，时间约为 2 分钟（图 5-13）。

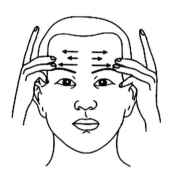

图 5-13　分推前额

3. 通利鼻窍

用两手的中指和环指两指置于鼻的两侧，上下快速推动，用力宜轻，速度宜稍快，以鼻部发热为度，时间约 1 分钟（图 5-14）。

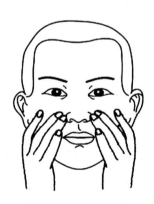

图 5-14　通利鼻窍

4. 推按额部

先将两拇指按于前发际，用示指的第二节内侧面，自两眉头至眉梢向上推按额部 10 次。然后将拇指按于太阳穴处，用示指的第二节内侧面，自前正中线向两侧推按额部 10 次（图 5-15）。

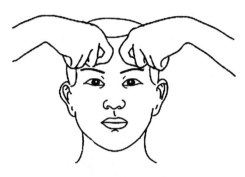

图 5-15　推按额部

5. 浴面熨目

先将两掌相互摩擦，搓热后两手掌轻轻地在面部抚摸，顺序：口角→鼻旁→前额→太阳→面颊→口角，反复 5～10 次。然后将两手掌心放置于两眼之上，让眼部有温热舒适感，时间约为 2 分钟，如果在熨目后用手指轻轻按压眼球片刻，则效果更佳（图 5-16）。

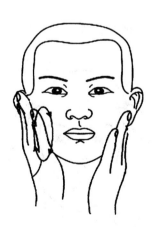

图 5-16　浴面熨目

二、耳部保健按摩

耳部保健按摩可以促进耳部血液循环，刺激听神经，调整中枢神经，长久按摩可聪耳，令耳不聋，增强听力。耳部保健按摩对于防治耳鸣、耳聋有较好的效果，对神经衰弱、面瘫、头晕等也有防治作用。

1. 搓热掌心

身体放松，将双手掌心摩擦至生热（图 5-17）。

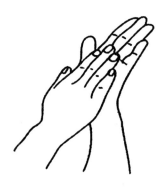

图 5-17　搓热掌心

2. 双手放在耳上

搓热后，将双手手掌分别放在耳上，坚持约 30 秒，反复操作 20 次，但速度要快（图 5-18）。

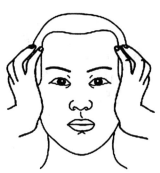

图 5-18　双手放在耳上

3. 示指插进耳孔

将示指插进耳孔，力度一定要轻，要转动手指，接着快速抽出手指（图5-19）。

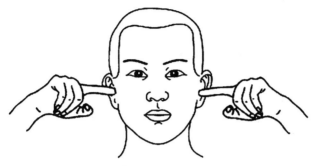

图 5-19　示指插进耳孔

三、眼部保健按摩

进行眼部保健按摩不仅可以消除眼肌疲劳，促进眼周血液循环及物质代谢，增强眼部肌肉的弹性，而且可以改善视神经的营养，预防近视、远视及过早老花等；对近视、远视、视神经萎缩、早期白内障、面神经麻痹、头痛等有较好的治疗效果。

1. 揉眉梢

用两手示指以指端按揉两眉外侧端的眉梢，即丝竹空穴，顺时针、逆时针方向各按揉 1 分钟（图 5-20）。

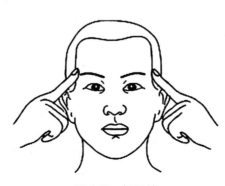

图 5-20　揉眉梢

2. 刮眼眶

先用示指侧峰刮上眼眶，从内侧两眉之间括向两眉端 21 次，再刮下眼眶，从内眼角沿下眼眶刮向外眼角，连续进行 21 次（图 5-21）。

3. 上托眼骨

用拇指向上托上部眼骨。两眼轻闭，两手的中指、环指指腹并拢轻按眼球 10 秒钟后放开，反复进行 7 次（图 5-22）。

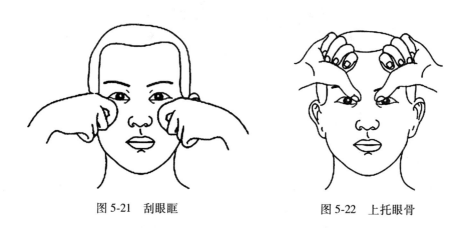

图 5-21　刮眼眶　　　　　　　　　图 5-22　上托眼骨

4. 熨眼

两眼轻闭，用搓热的掌心熨烫两眼 1 分钟，再睁眼转动眼球数次（图 5-23）。

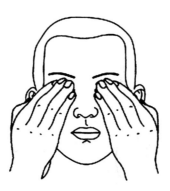

图 5-23　熨眼

四、鼻部保健按摩疗法

鼻部保健按摩能够改善鼻部的血液循环，增强上呼吸道的抗病能力，预防感冒，保持嗅觉灵敏和鼻部健康。鼻部保健按摩对于治疗鼻炎、嗅觉减退、面神经麻痹、面肌痉挛有较好的疗效。

1. 示指摩擦鼻侧

先将两手握成拳，伸出示指，放于鼻侧。然后用示指背面沿着鼻脊，从鼻翼到鼻根部，由下到上反复操作 30 次（图 5-24）。

2. 拇指揉擦鼻部

用拇指快速揉擦鼻尖、鼻端及人中穴（图 5-25）。

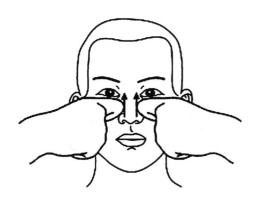
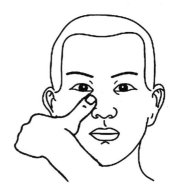

图 5-24　示指摩擦鼻侧　　　　　图 5-25　拇指揉擦鼻部